月刊 GEKKAN

ひと月で読めて学習できる
臨床手技のエッセンスBook

床矯正治療の
5 Essentials

鈴木設矢
Setsuya Suzuki

デンタルダイヤモンド社

月刊 GEKKAN

ひと月で読めて学習できる
臨床手技のエッセンスBook

鈴木設矢
Setsuya Suzuki

床矯正治療の 5 Essentials

デンタルダイヤモンド社

月刊　鈴木設矢　床矯正治療の5 Essentials　目次

プロローグ　床矯正　温故知新
矯正治療の古きをたずねて新しきを学ぶ ─── 3
- 歯科矯正の流れを変えた歴史的事件　4

海外の歯科矯正事情からの考察 ─── 6

床矯正治療のEssential ①
治療対象は歯列だけではない ─── 8
- 不正咬合発症の原因と不正咬合がもたらすもの　8
- よりよい顔貌を作る　10
- 叢生が発症した原因　10
- 症例─矯正治療は顔貌を大きく変化させる　11

床矯正治療のEssential ②
抜歯を前提にするか、否か ─── 16
- 歯列交換時期のstageにより治療の考え方が異なる　16
- 抜歯処置を選択するのか、拡大処置を選択するのか　21
- 床矯正治療は患者さん主体の治療法である　21

床矯正治療のEssential ③
子どもを育み、食文化を導く ─── 22
- 「味わう」ことを高める　22
- 食育の目的　22
- 改善すべきこと　24
- 生理機能からみた食育　26

床矯正治療のEssential ④
早期治療が成功の決め手 ─── 30

床矯正治療のEssential ⑤
患者主導の治療である ─── 37
- 咀嚼訓練の誘導　39

Trouble & Recovery
こんなときどうする？ ─── 40
- 治療の途中で、装置を外したいと言われた　40
- 反対咬合で床は前方に移動しているが、被蓋関係が改善されない　41
- 歯列が整ったが、顔貌が改善しない　43
- 開咬　44
- 下顎の後退と過蓋咬合の早期治療　44
- 人為的に発症した前歯・臼歯の開咬　45

エピローグ　47

Column
日本における不正咬合の発生率と国民の関心　7
歯列と顔貌の関係 / 上顎骨育成には年齢的制約がある　15
上顎が出ているのか？　下顎の後退か？　46

プロローグ

床矯正 温故知新
矯正治療の古きをたずねて新しきを学ぶ

臨床医にとって歯科矯正学はなぜか、一般歯科治療とは異なった存在でした。昔の歯科医師はどう歯科矯正学をとらえていたのか、昔の矯正学の教科書を紐といてみました。

東京歯科醫學專門學校の前身である高山歯科医学院の創設者で近代歯科医学の開拓者、指導者でもある高山紀齋氏は、明治14年『保歯新論』を著述されています。その第十三章齟跌論（図❶）では、不正咬合に関して「各歯の位置、方向が前後入り乱れて生えるのを齟跌〔歯列不正〕という」と表現しています。

東京医科歯科大学の三浦不二夫名誉教授にお聞きしたところ、高山氏はirregularityを齟跌と翻訳し、現在の不正咬合にあたる齟跌論として記載したと述べられていました。

保歯新論下巻第十三章のまとめとして最後に、「小児は生活力が旺盛で、新陳代謝もとても速い。それゆえ僅かばかりの障害もすぐに体質に影響し歯牙の位置を食い違わせてしまう。その一方で治す際も僅かばかりの手立てで正しく戻すことができるのである。**その成長するに至って、復することは容易ではなく、宜く施術の時期を逸しないようにすべきである**」と述べていることが、矯正治療の原点だと考えます。

明治14年の教科書の内容ですが、現代の歯科医療でも決して忘れてはならない事項が記載されています。それは早期治療の大切さです。早期治療であるならば、「治す際も僅かばかりの手立てで正しく戻すことができる」、すなわち矯正専門医でなくても一般開業医でも処置が可能と記載されています。矯正学でいわれる初期治療が終了し、その後に本格的矯正治療にて施術をするのではなく、早期治療することで治癒するとされています。

「その成長するに至って、復することは容易ではなく、宜く施術の時期を逸しないようにすべきである」。このことから単純に歯列だけを観察するのではなく、子どもたちの成長のステージに留意すべきだとも述べています。「成長するに至って」とは、第二次成長期であり、第二次成長期前に矯正治療は処置を完了すべきということです。第2大臼歯の萌出は身長の成長率が上昇傾向から減少に移行してから萌出します。永久歯列が完了してからの治療開始では遅く、「成長するに至って」の時期となります。第二次成長期のスパートは、女子では部分的に犬歯交換と一致し、男子では脱落してからスパートが始まります。

三浦名誉教授は、「いうまでもなく、歯・顎・顔面の成長・発育は矯正学の基礎であり、とくに乳歯咬合から永久歯へ移行する歯の交換期は精密に知っておく必要がある」[1]と述べら

1）三浦不二夫：矯正学―昔と今と20年後. 国際歯科学士会日本部会誌, 44(1)：17, 2013.

注：本書で表記している「第一次成長期」と「第二次成長期」は、歯牙年齢からの分類として用いています。第一成長期は犬歯が萌出するまでの乳歯列期から混合歯列前期を、第二次成長期は、犬歯・側方歯群が萌出する混合歯列後期からをさします。p.17図❷「歯列交換のステージ」参照

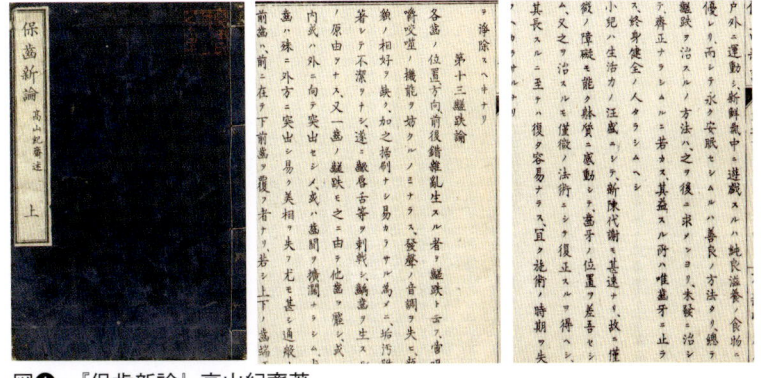

図❶　『保歯新論』高山紀齋著

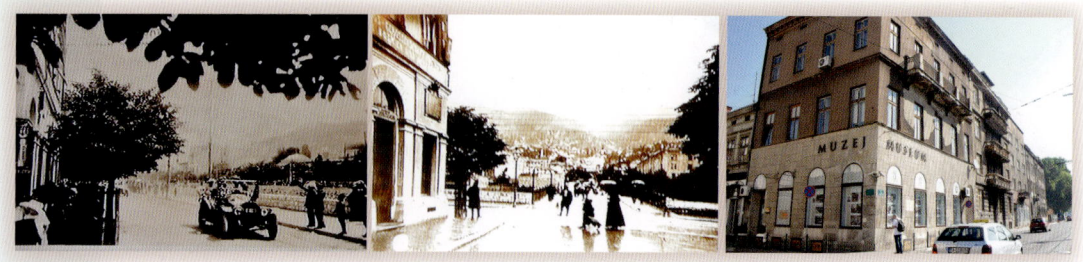

図❷　サラエボ事件の犯行現場。右は事件発生1分前の様子。現在は博物館になっている

れ、矯正治療は永久歯列期に至る前の治療を重要視されています。つまり、犬歯の萌出以前、第二次成長期が始まる前までに治療を終了するということです。

なぜ、臨床で、「様子をみましょう」と治療を回避するのか。まことに残念な現在の歯科事情です。

昭和の時代が終わり、平成は四半世紀が過ぎ去りました。昭和を懐かしむ時代になってしまいました。この世相の移り変わりを懐かしむだけではなく、現代の矯正学は進歩し続けていますが、温故知新の心で現代矯正学の礎を築かれた先生方の志を顧みるべき時だと考えます。

昭和5年に、東京歯科醫學専門學校の榎本美彦教授は、その著書『新纂矯正歯科學』の自序に、「この本は関東大震災により発刊が遅れた」と記載されて、大正時代の矯正治療の考え方が以下のように述べられています。

「矯正歯科學に關し吾が中心に來往する思想の衆流を裁斷して、しばし其面影を紙面に止めんと試みたのが本著である。《中略》本著に於ては主として現在における矯正歯科學の趨勢を述べんとしたのであるが、尚過去に現はれし理論及實際の考慮に値すと考へしものは其新舊を問はず之を摘録し、之に向て臨牀實験を基とせる著者の批判を加へたのである。従て其記述する處は敢て現代矯正學の所謂尖端を行くものとは考へないし、又著者の主張を一貫せしめたるものでも無い。《中略》若し幸にして記する所の幾分なりとも讀者將來の研究に向て或ヒントを興ふるを得ば、著者の希望は既に達せりとするのである。」

世界の歴史変化とともに矯正治療の流れも変革してきたのでした。

❖ 歯科矯正の流れを変えた歴史的事件

1914年6月28日、オーストリア＝ハンガリー帝国のフランツ・フェルディナント皇太子夫妻が暗殺されました。サラエボ事件です（図❷）。床矯正の歴史からしても一大事件でした。

概要を述べますと、暗殺犯が皇太子夫妻の乗った車に手榴弾を投げつけたことが事の始まりです。これは、爆発の時間差により未遂となり、後続の車が爆破され、12名が負傷しました。皇太子夫妻は、一旦は出発した市庁舎に戻りましたが、負傷者を見舞いに行くために元の道を辿りました。ラテン橋の交差点にさしかかったときに、暗殺グループの1人であったセルビアの青年により、夫妻ともにピストルで射殺されました。

この事件を発端として第一次世界大戦が勃発し、結果としてドイツが敗戦国になりました。そして戦勝国がドイツに植民地を譲渡させ、過大な賠償金の支払いを請求したためにドイツ経済は想像を絶する貧窮な状態になりました。ドイツではこの困窮から脱却するためにヒットラーが1933年1月に首相として選出されました。彼はヒンデンブルク前大統領

没後の1934年には大統領とは称さずに最大の権限をもつ総統に就任したのでした。ヒットラーはその後、第二次世界大戦を勃発させ、イタリア、日本もドイツと同盟して参戦しました。1945年ヒットラーは自殺し、日本ではアメリカ軍の原爆投下により第二次世界大戦は終結しました。第一次・第二次世界大戦の犠牲者は6千6百万人にも及びました。数発のピストルの弾丸が引き起こした結果です。

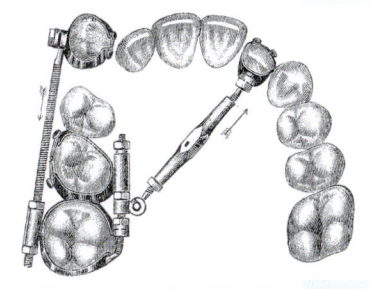

図❸　1900年代の矯正装置はスクリューを使用した複雑な装置だった[2]

2）Miland A. Knapp：Traite de Redressement des Dents. The S.S. White Dental Manufacturing Company, 1903.

では、この2つの大戦のきっかけとなった歴史上のサラエボ事件が、床矯正とどんな関係があるのでしょうか？

床矯正装置の歴史は古く、P. Robinが1902年に拡大ネジを応用した分割式床拡大装置を考案しています。矯正治療法としては当時はE.H.Angleの固定式装置が支配的治療でしたが、1938年にA.M.Schwarzが種々のタイプの床矯正を記載した矯正治療の教科書を出版しました。矯正治療法として支配的であったE.H.Angleの固定式装置に替わり、A.M.Schwarzは床矯正装置に変更せざるを得なかった歴史的背景があります。ちなみに床矯正装置の変遷は新潟県開業の関崎和夫先生が、『上顎歯列拡大の歴史』[3]で詳しく述べられています。

3）関崎和夫：上顎歯列拡大の歴史. ザ・クインテッセンス, 29(10), 2010.

ヒットラーはドイツ経済を立て直すために、歯科医療にも金を使用することを禁止しました。当時の固定式装置は金合金を使用していたので、必然的にドイツでは固定式装置による矯正治療は不可能になりました（図❸）。歴史には「もしも」という仮定はありませんが、ヒットラーが総統にならなければA.M.Schwarzは床矯正を発展させ得なかったかもしれません。当時の床装置は硬質ゴムを使用していました。現在は床用レジンを用いています。床用レジンは戦闘機の軽量化を図るために開発した材料を流用したものです。日本の零戦の風防はガラスでしたが、アメリカのB29の風防はレジンで製作されていました。筆者が大学院生のときに、「B29が撃墜されて燃えたときの臭いと、入れ歯が燃えたときの臭いは同じだった」と日本歯科大学歯科理工学の中村健吾教授が講義で述べられていました。

サラエボ事件がなければ、床矯正治療法の歴史は変わっていたかもしれません。サラエボで暗殺されたオーストリア＝ハンガリー帝国のフランツ・フェルディナント皇太子はハプスブルグ家の血統です。ハプスブルグ家は反対咬合の遺伝的家系であると矯正の教科書に紹介されているのも、何か因縁めいたものを感じさせます。

*

床矯正治療はこのような歴史的背景から誕生しました。第二次世界大戦までは床装置には床矯正装置自体の外力の矯正力によるアクチブプレート（active plate）と筋肉の力を利用するアクチベーター（activater）に分類されていました。現在は床矯正装置（active appliance）と機能的矯正装置（functional appliance）という分類になっています。

榎本教授のお考えと同様に、床矯正治療を活用した本書も、現代矯正学の先端をいくものではなく、筆者が臨床上で得た知見をまとめたものです。矯正治療を施術するにあたり、その知見が臨床医にとって、何らかのヒントになれば幸いと考えています。

海外の歯科矯正事情からの考察

矯正治療は特殊な人だけの治療なのでしょうか？

今から70年以上前の1942年にアメリカで製作された名画『カサブランカ』では、イングリッド・バーグマンが演じるイルザとハンフリー・ボガード演じるリックとの二人の会話にこのようなやりとりがあります。

「昨夜はどこにいたの」「昔のことは忘れた」

「今夜はどうする」「先のことはわからない」

「10年前は何をしていたの」「歯の矯正よ」

戦前のアメリカでは、その当時から矯正治療は日常会話のなかにありました。現在のアメリカ社会では矯正治療はさらに身近で、特別ではない治療になっています。

日本では、70万円以上の治療費用がかかり、なおかつ4本の小臼歯を抜かなければならないと患者さんは考えています。「智歯も加えて8本も歯を抜くの？！」と、抜歯矯正を躊躇する患者さんもいます。

2013年に公開されたウォルトディズニーのアニメーション映画『モンスターズ・ユニバーシティ』の主人公のマイクは床装置を装着しています（図❶）。けれども矯正治療が特殊だからマンガ映画の主役になっているわけではありません。アメリカの矯正治療費用は3,000～4,000ドルといわれています。

三浦不二夫東京医科歯科大学名誉教授にお聞きした話ですが、1945年の敗戦後の矯正治療は、日本に進駐した米軍家族を中心に行われていました。当時の日本の対米為替レートは1ドルが360円で、100万円は約2,800ドルです。これは当時の矯正治療としては世界の平均的価格です。

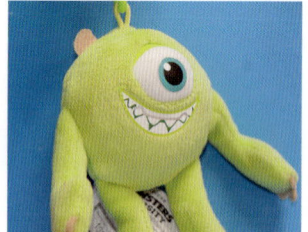

図❶ モンスターズ・ユニバーシティの主人公マイク

筆者は海外旅行に行くと、現地の矯正治療をしている患者さんや矯正歯科医院を訪問して治療法と治療費用を聞くことにしています。ヨーロッパの矯正歯科医院では、2,000～3,000ユーロということでした。フランスではファミリードクターという概念が強く、矯正治療を求められた場合、矯正専門医をファミリードクターのオフィスに呼んで矯正治療を行うとのことでした。フランスでは、ワイヤー矯正も床矯正でも治療費は同額です。

タイのバンコック空港のデューティーフリーの売り子さんは抜歯矯正のフルバンドを装着していました（図❷）。治療費用はドルに換算して950ドルとのことでした。

アフリカのケニアの歯科医院では片顎1,000～2,000ドルとのことでした。

床矯正治療では片顎単位という考え方はありますが、ケニアの矯正治療に片顎単位という考え方があるのには驚きました。この驚き自体が患者さんの立場からすると驚きなのでしょう。矯正治療は噛み合わせから考えると、上下顎ともに処置すべきであると歯科医師の立場では考えてしまいます。

日本の厚生労働省の調査でも、上下顎に叢生を発症しているケースは2011年で12.9%です。下顎のみが16.7%、上顎のみが14.8%です。叢生の発症率は上下顎より片顎だけのケー

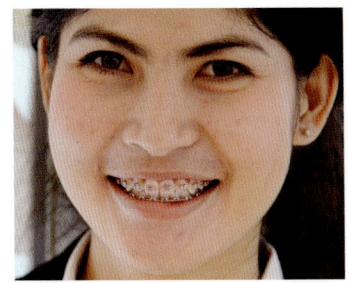
図❷ バンコック空港の売り子さん

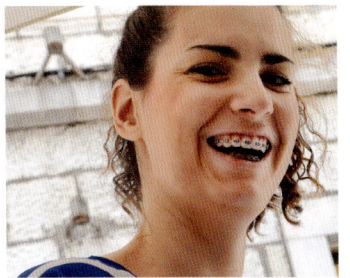
図❸ クロアチアのウエイトレス

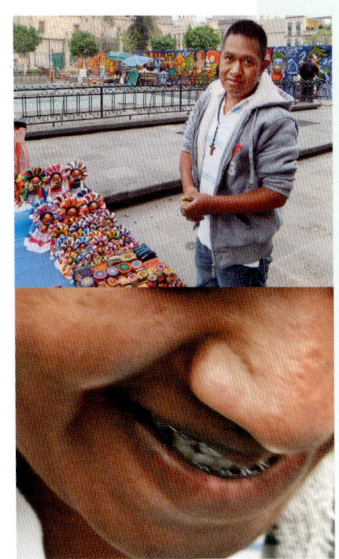
図❹ メキシコシティーで人形を売っている青年

スが多いのです。片側だけの治療のために上下顎を治療しなければならないという考え方は、歯科医師には理解できても、患者さんは完全に納得するでしょうか？

片顎の治療でも「歯を4本も抜くの？」と、感じているのは患者さんだけでしょうか？ 小臼歯の歯冠幅径は約7mmですから、左右の小臼歯抜歯で14mmの叢生改善のスペースが確保できます。余ったスペースはどうなるんだろう……と考えるのは臨床医も患者さんも同じです。

矯正治療は特別な治療でしょうか。世界の多くの国ではごく普通の人が矯正治療を受診しています（図❸）。

メキシコシティーの広場の路上でお土産の人形を売っていた青年の口元には上下顎の歯列にブラケットが装着されていました（図❹）。路上で物売りをしている青年はおそらく経済的にそんなに裕福ではないでしょう。医療人としてメキシコ人が矯正治療をしているのに驚いたのではなく、裕福とはいえない人でも歯並びに関心をもち、治療が受けられていることに驚きました。矯正治療も人々にとって身近な治療でなければなりません。

矯正治療は抜歯されるということと、治療費用が高額というプロパガンダに患者さんは悩んでいます。歯並びの治療を相談された臨床医もどうしたものか困っています。

世界の多くの国では矯正治療は患者さんに身近な歯科治療です。日本ではなぜ特殊な治療になってしまったのでしょうか。医療サイドにも大きな責任があると思います。

COLUMN
日本における不正咬合の発生率と国民の関心

厚生労働省による平成23年度の歯科疾患実態調査では、12〜20歳の44.3％が叢生に罹患しているということでした。総務省統計局のデータでは12〜20歳までの日本の人口は964万5千人ですから、叢生は427万人もの青少年が罹患していることになります。叢生だけでもこんなにいるとは驚きです。叢生・開咬・反対咬合・前突などを加えた不正咬合に罹患している実態は、口腔疾患として、う蝕、歯周疾患に続く第三の歯科疾患です。

これらの疾患に歯科医師はどう立ち向かってきたでしょうか。

平成25年度の学校保健統計調査では、12歳児の永久歯列のむし歯は1人あたり平均1.05本で、調査開始の昭和54年度の4.75本より大幅に減少しています。一方で叢生をはじめとする不正咬合は、う蝕症と同様に患者さんと歯科医師の努力にもかかわらず減少せず、かえって増加の傾向にあります。「歯科診療所の推計患者数および全額自費における患者数の移行」では補綴・他よりも歯科矯正治療の患者の通院指数のほうが高い値を示しています。この値は、国民が不正咬合に対して「治さなければ」という関心の高さの表れと思われます。

	叢生	叢生なし	叢生あり		
			上下顎とも	上顎のみ	下顎のみ
総数	平成11年度	53.5%	20.3%	13.7%	12.5%
	平成17年度	60.2%	13.0%	13.4%	13.4%
	平成23年度	55.7%	12.9%	14.8%	16.7%

床矯正治療の Essential ①
治療対象は歯列だけではない

　矯正治療の治療対象は歯列だけでしょうか。

　生体には正負のさまざまなストレス・外力が加わり、発育刺激となりながら成長を続け生体を維持しています。木は風が強ければ風の流れる方向に植立方向を変化させます（**図❶**）。天然の鮎は岩に生えた苔を食べますから、顎は上向きに発育します。養殖の鮎は与えられた餌を拾って食べますから、顎は下向きに成長します（**図❷**）。形態は環境によって変化をするのが自然の摂理です。

　人間の成長は遺伝的要因と環境的要因の相互作用によって決定されます。遺伝的要因は決定的なものですが、**環境要因に対して負の要因をいかに取り除くかが重要な治療**です。

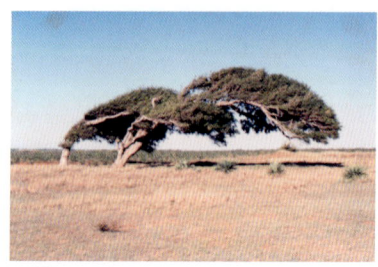

図❶　風向という環境要因で変化した樹木

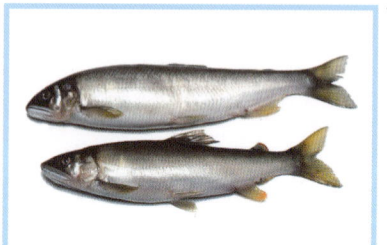

図❷　養殖の鮎（上）と天然の鮎（下）も環境によって顎の向きが変化した

❖ 不正咬合発症の原因と不正咬合がもたらすもの

　不正咬合も発症するにはそれなりの原因があります。叢生は叢生を、開咬は開咬を、下顎の後退は後退を、それぞれ発症する原因があるはずです。発症原因を突き止められれば、原因を解消する処置法が決定できます。負のストレス・外力の影響は歯列だけではなく顔貌にも影響します。

　原因を突き止めるためには、診査・診断がすべてです。負のストレス・外力が診査・診断により明確になれば処置法が見つかります。原因を突き止めずに処置だけ施術すれば、原因は解消せず、歯列は負のストレス・外力によって再び元の歯列に戻ってしまいます。

　現在の歯列は正負のストレス・外力が歯列に加わった結果です。発症原因は歯列不正にとどまらず、口腔機能の減退につながります。口腔機能の減退は顎の発達程度・表情筋の緊張度合により顔貌を大きく変化させます。

　三浦不二夫名誉教授は、「昨年の大阪で開かれた日本歯科医学会で"歯科医療における歯科治療の重要性—機能と形態"と題して日本矯正歯科学会からの報告があり、機能回復こそ歯科治療の価値であると強調されたが、遺憾ながら矯正学会自体が催す症例展示に機能回復の証を示す、いわゆる機能分析は要求されていない」と形態重視の現在の治療傾向に不満をもたれています[4]。歯列を正す矯正学では不正歯列ではなく不正咬合と表現をしています。矯正学は歯列だけではなく、咬合機能も治療対象としているからです。

　不正咬合を発症させている状態は機能障害も併発しています。機能障害は顎骨の発育を

4）三浦不二夫：矯正学—昔と今と20年後．国際歯科学士会日本部会誌，44(1)：17，2013．

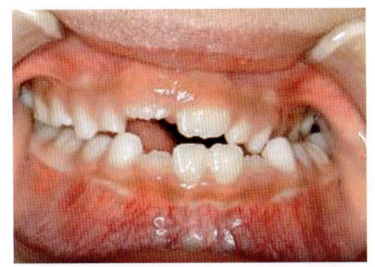 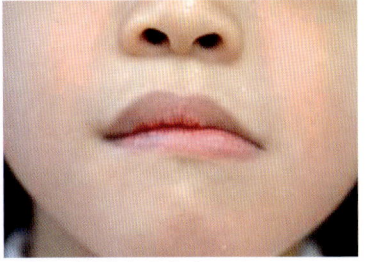 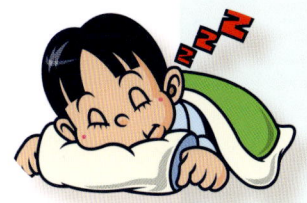

図❸　臼歯の交叉咬合は下顎の偏位であり、顔貌を変化させる

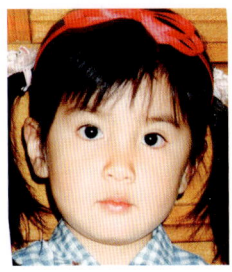 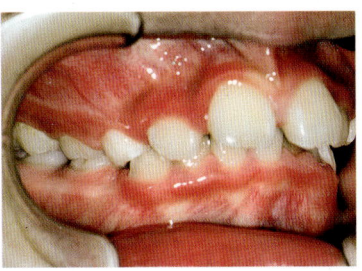 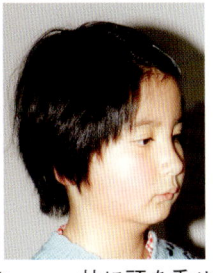 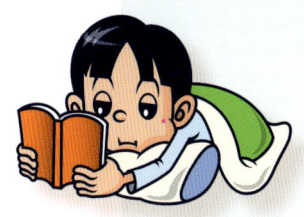

図❹　キューピッドの顔がなぜ変わってしまったのだろうか……。枕に頭を乗せて本を読んでいただけである

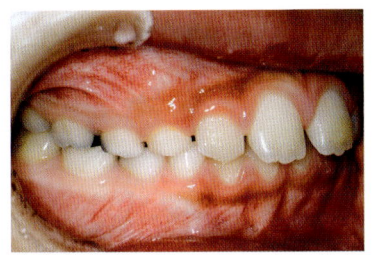 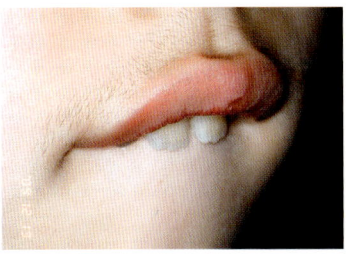 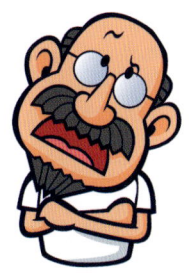

図❺　下唇を咬んでいれば「出っ歯」になる

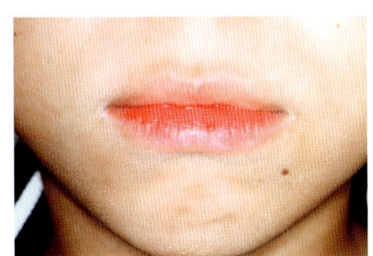 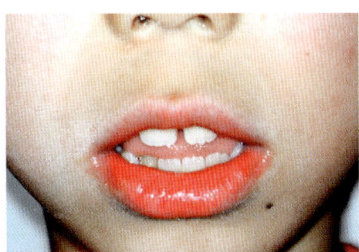 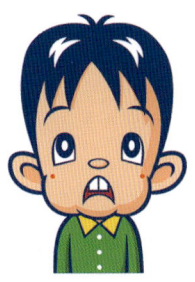

図❻　「ポカン口」によりオトガイに梅干し皺を作っている。リップシールは矯正の基本である

抑制し、表情筋を不活性化させ、顔貌を大きく変化させます。

　顔貌は正のストレス・外力により緊張感のあるいい顔になり、負のストレス・外力により大きく変化します。顔貌は歯科的ストレス・外力だけではなく、精神的ストレス・外力によっても大きく変化します。

　福岡県開業の筒井照子先生は第13回「子どもの咬合を考える会」での特別講演で、「顔面は口腔のモニター」と表現されています。

　開業医は患者さんの歯列・口腔のみから診査・診断するのではなく、顔貌は口腔のモニターですから、顔貌から逆に現在の歯列・口腔を診査・診断すべきです。顔貌は骨格の形態、下顎体、表情筋の活動、活性状態の総和です。顔貌に問題があるならば、その問題を発現させた歯列・口腔の機能の問題点を探る名探偵になるべきです。

　ポカン口の子どもは口輪筋が弱く、オトガイ筋を使って口を閉じています。"梅干し皺"はオトガイ筋の緊張の表れです。リップシールを維持することは矯正治療の基本です。

❖ よりよい顔貌を作る

患者さんの顔貌に現れた問題点を指摘し、歯列を治すことで顔貌を改善して、「よりよい顔貌」にする歯科医療になるべきだと考えます。図❻はイギリスの矯正専門医J.Mewの写真集から許可をいただいて掲載しました。抜歯矯正を行った10歳半の時と、12歳時の顔貌の変化です。抜歯矯正により歯列は整いましたが、顔貌は中顔面が後退して鼻が大きく見えます。眼瞼、口裂が下垂し、明らかに顔貌は悪化しています。歯列は整ったけれど、口腔機能が低下したためです。抜歯矯正治療でも歯列の回復だけではなく、口腔機能の改善指導が必要です。

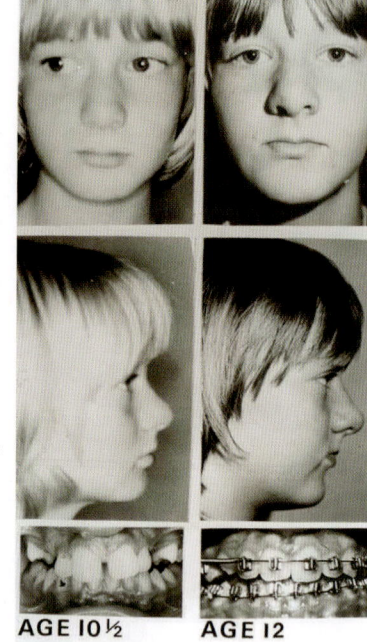

図❻　抜歯矯正による顔貌の変化

まず、正のストレス・外力を考えましょう。

歯は噛むための器官です。噛むことで歯根膜を介して生体刺激を活性化することが大切と考えます。補綴学では中心咬合位・中心位を基本の顎位としていますが、実際には肉を噛むとき、野菜を噛むとき、ご飯を噛むとき、うどんを噛むときの顎位はそれぞれ異なります。それぞれの顎位になるように指示しているのは歯根膜です。歯根膜に加わる正のストレス・外力が各歯の歯軸等を決定しています。患者さんが求める歯科の新たな治療内容です。歯列不正により顔貌は大きく変化します。顔貌をも治療対象とすることが、患者さんが求める新たな歯科治療の範囲なのではないでしょうか。

❖ 叢生が発症した原因

なぜ、叢生が発症するのでしょうか。

叢生を発症する原因はおもに顎の未発達にあります。顎に対する発育要因である咀嚼等の口腔機能のさまざまな因子の減退から叢生は発症します。

日本人男性の上顎中切歯歯冠幅径の平均は8.6mm、女性は8.2mmですが、遺伝的に歯冠幅径が大きいケースもあります。とくに9.5mm以上は巨大歯とされ、一般的に抜歯が必要とされています。臨床的には10mm以上の上顎中切歯歯冠幅径のケースでも正常咬合の場合もあります。反面、8mm以下の比較的小さな歯冠幅径でも叢生を発症します。抜歯をしたくないという精神面からも患者さんは納得しない時代になりそうです。

叢生は歯列に応じた顎に発達していれば発症しません。正しい個人的な顎に成長できなかったのは、発育刺激の減退が問題ではないでしょうか。発育刺激の減退は顎の発達だけではなく、咀嚼回数の減少に伴う唾液分泌の減少などによる免疫力の低下に結びつきます。前咬み・咬断運動力の減少は中顔面の70%を構成する上顎骨の発達に大きく影響し、表情筋を不活性にします。不正咬合は歯列の問題だけではなく、顔貌を大きく変化させます。顔貌の改善も患者さんが求める新たな歯科治療の範囲ではないでしょうか。反面、成長が終了したケースでは骨格的な問題は解決できません。

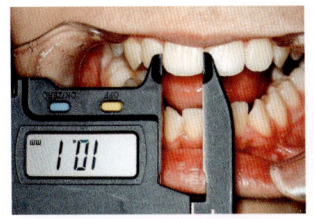 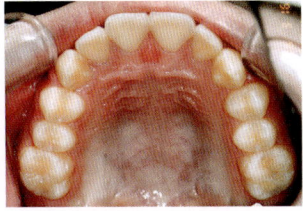

図❼ 巨大歯でも正常咬合

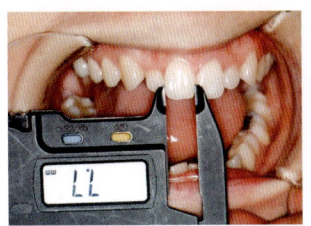 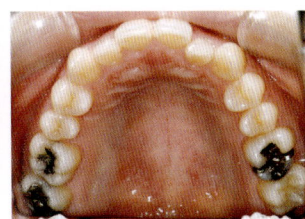

図❽ 小さな歯でも叢生は発症する

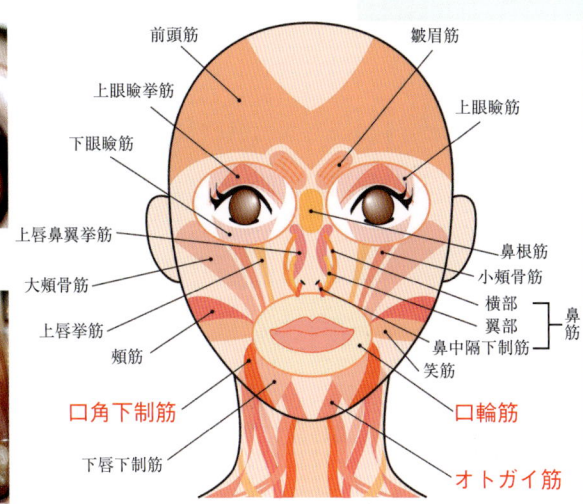

図❾ 顔の筋肉。表情筋は咀嚼によって育成される。口輪筋の不活性は口角下制筋により口唇の形を悪くする

❖ 症例 ── 矯正治療は顔貌を大きく変化させる

矯正治療によって大きく顔貌が変わった例を紹介します。

■ 叢生 Case 1 / 2 / 3 下顎

Case 1

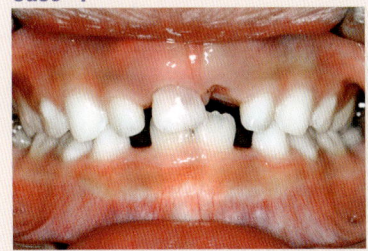 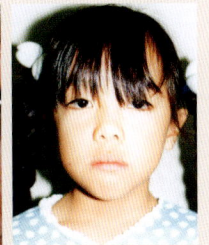 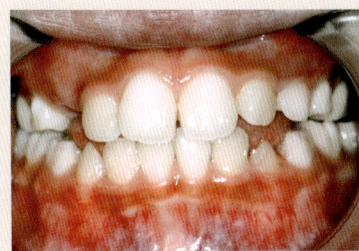 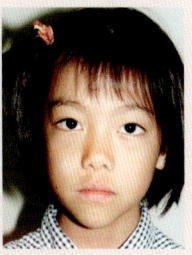

図❿ 1999年11月　　　　　　　　　　図⓫ 2002年7月

初診時：1999年11月19日　6歳10ヵ月
叢生は顎の発育不全により発症する。発育不全になった原因は、口腔機能が低下した結果である。口腔機能の低下は表情筋も不活性となり、表情筋が不活性になれば、顔貌が変化する。口裂、眼瞼も下垂する。歯列の問題は歯列だけの問題ではない。

Case 2

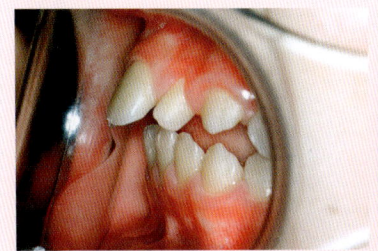 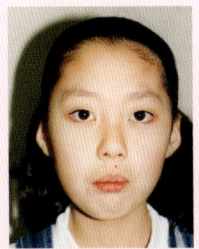 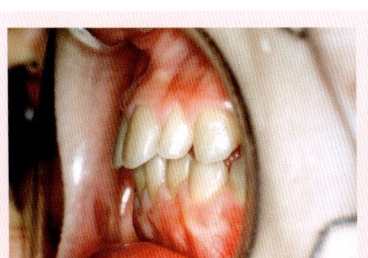 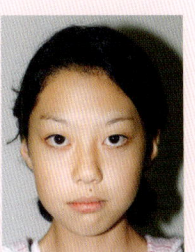

図⓬ 2000年1月　　　　　　　　　　図⓭ 2002年9月

初診時：2000年1月21日　11歳0ヵ月
前歯を使わなければ、表情筋も不活性になる。噛むことで口輪筋が活性化すれば、顔貌は大きく変化する。歯列矯正の治療対象は歯列だけではない。正しい歯列で正しい口腔機能を営むことである。矯正治療の治療目的は、口腔機能の向上により子どもたちを「いい顔」にすることである。歯列を改善してもこの子の人生には大きな変化はないが、顔貌の変化は人生を変化させる。

Case 3

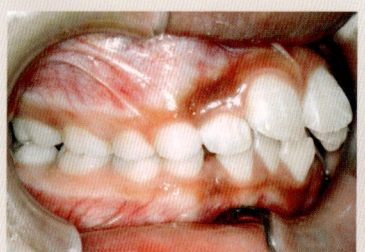
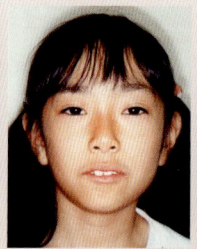
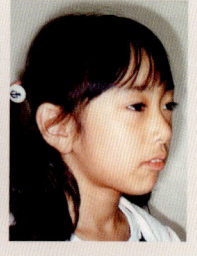
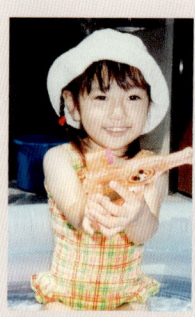

図⑭　2005年7月

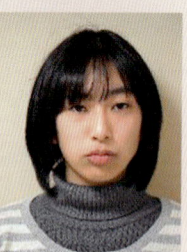

図⑮　2000年7月。上顎側切歯萌出前の幼稚園時の顔貌は、とてもチャーミング

図⑯　2013年2月

初診日：2005年7月22日　8歳2ヵ月
臼歯の咬合関係はアングル2級1類で、上顎側切歯に下顎前歯が接触している。
下顎が前方に移動したくても、上顎側切歯に邪魔をされて出られない。靴の幅が狭いと足が前方に入れられない「靴の原理」の状態である。咬筋歯根膜反射が失われていなければ、前歯・小臼歯で咬めば下顎歯は前方に移動する。

■ 前突 Case 4

次も前歯が出ているケースです。口を閉じるとオトガイに梅干しを作り、顔だけでなく姿勢にも影響が出て、前頭位で、表情も自信のない顔つきとなっていました。

Case 4

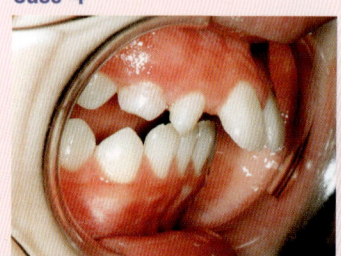
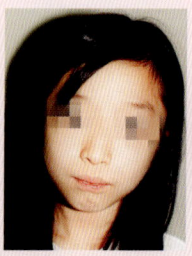
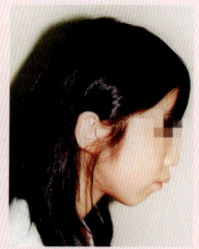
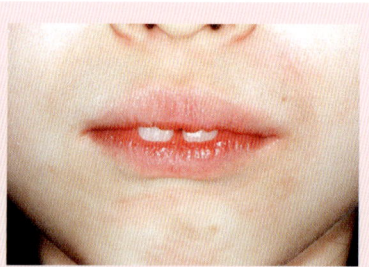

図⑰　1999年6月

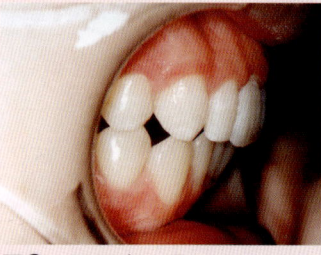
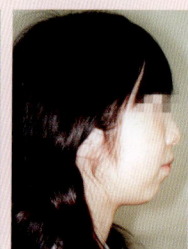

図⑱　2006年2月

初診日：1999年6月26日　11歳5ヵ月
前歯が出ており、口を閉じるとオトガイに梅干しができる。
姿勢も前頭位で、自信のない顔つきであったが、治療が終了すると、とても明るい顔に変身した。

■ 反対咬合　Case 5 / 6 / 7

　反対咬合の場合、下顎が過成長すれば取り返しのつかないことになります。治療可能期間がどの程度残されているかが、最大の診査事項となります。

Case 5

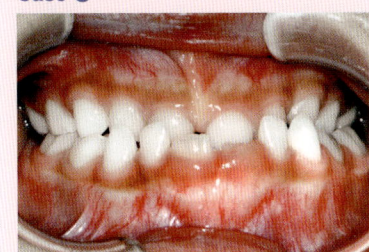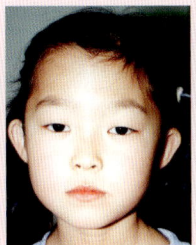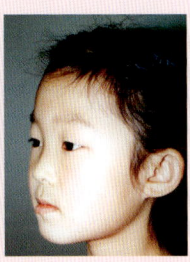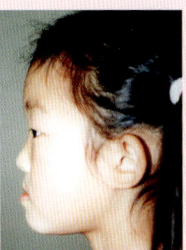

図⑲　2003年2月

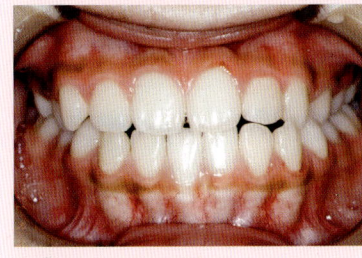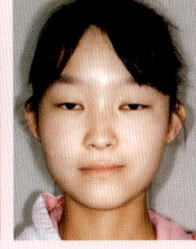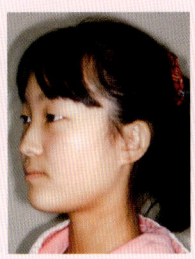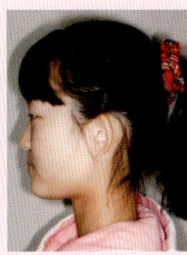

図⑳　2011年4月

初診日：2003年2月17日　6歳5ヵ月
反対咬合の病態は最悪である。しかし、顔貌は正常である。この病態のまま下顎が過成長すれば、取り返しのつかないことになるので、至急対応が求められた。

　混合歯列前期での治療開始です。第二次成長期が開始する混合歯列後期までに治療を終了させましょう。治療可能な期間がどの程度残されているでしょうか。前歯が揃っていても、臼歯が交叉咬合の場合もあり、注意が必要です。

Case 6

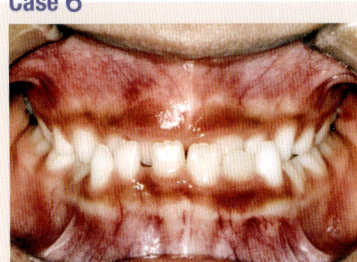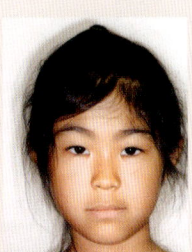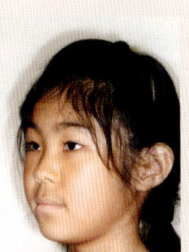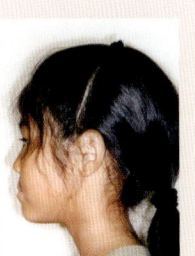

図㉑　2007年8月

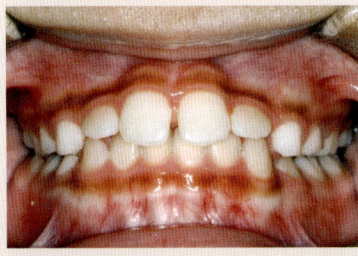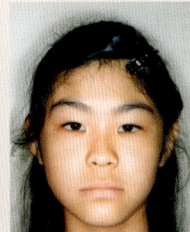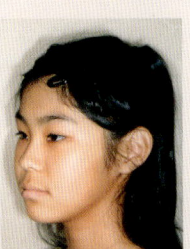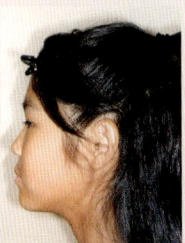

図㉒　2010年8月

初診日：2007年8月17日　8歳7ヵ月
治療可能な期間は短かったが、下顎の過成長の顔貌になることは防げた。

床矯正治療の5 Essentials　13

Case 7

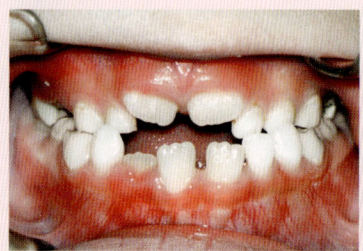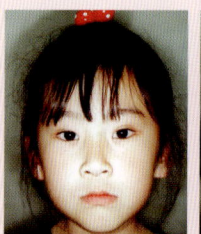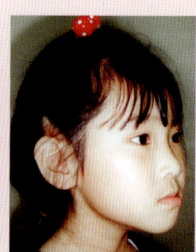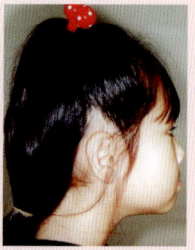

図㉓　2004年5月

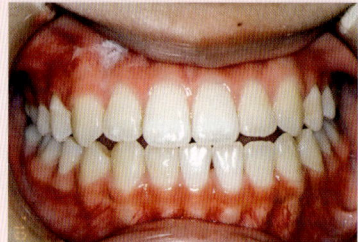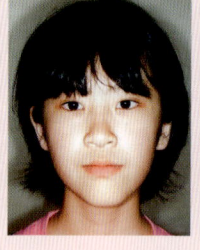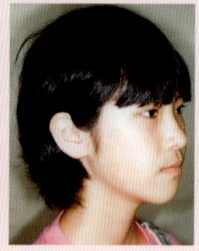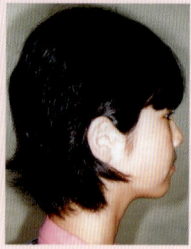

図㉔　2010年7月

初診日：2004年5月14日　6歳9ヵ月
祖母・父と、三代にわたる骨格性反対咬合である。他院で、将来、外科的な顎切りしか治療法がないので、300万円貯金するようにと言われ、来院した。
床矯正による早期治療で、反対咬合様顔貌は改善された。

■ 交叉咬合 Case 8/9

　歯科治療は決して歯列だけの治療ではありません。叢生は顎の発育刺激の減少から発症しますから、咀嚼に伴う口輪筋の不活性による緊張感のない顔貌になります。

Case 8

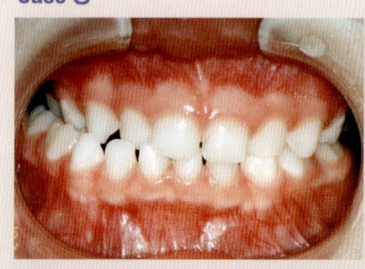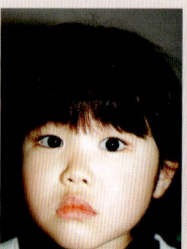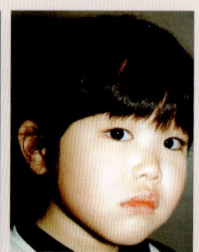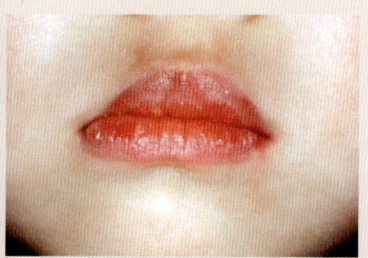

図㉕　2003年2月

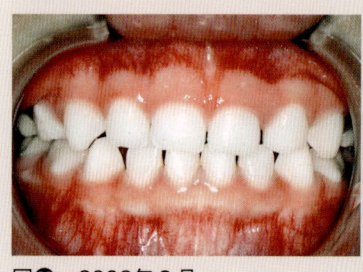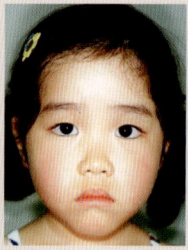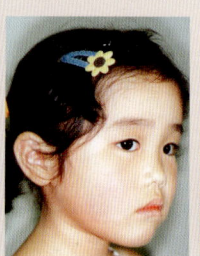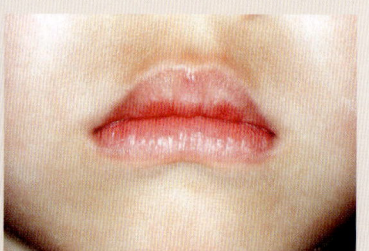

図㉖　2003年8月

初診日：2003年2月14日　4歳1ヵ月
臼歯の交叉咬合例。上顎は不動器官で下顎は可動器官である。上顎が狭窄しているため、下顎が偏位したのである。下顎の偏位は、関節頭、下顎枝に咬合力による応力が加わり変形する。顎偏位症である。臼歯の交叉は顔貌を大きく変化させてしまう。顎骨が発達したら、顔貌の調整は外科処置に頼るしかない。早期治療が大切である。治療法は上顎を平行拡大するだけである。

Case 9

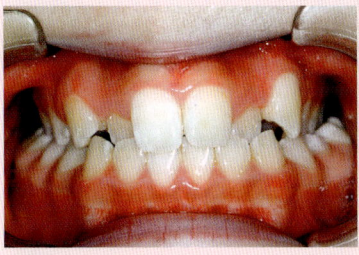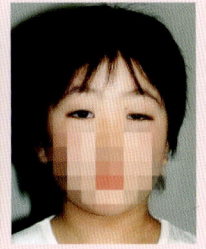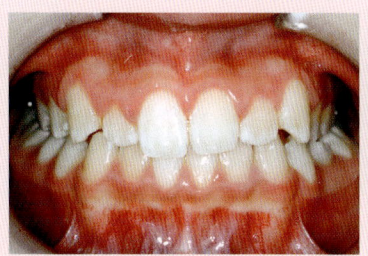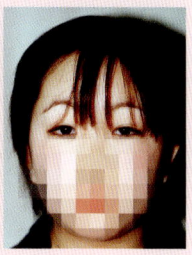

図㉗　2000年7月　　　　　　　　　　　　図㉘　2002年4月

初診日：2000年7月22日　11歳1ヵ月
臼歯の交叉咬合が原因で、眼の大きさが非対称となっている。臼歯の咬合が改善されることで眼の大きさも対称的に改善された。日本歯科大学解剖学第Ⅰ講座の佐藤　巌教授は、この改善は頬骨の発達によるものであると指摘された。

　下顎の後退や下顎の過成長は下顎体の問題ですから、骨格に大きく関与し、顎の成長期を意識した治療が必要です。最終的な目的は、歯列を正して口腔機能を高め、免疫を向上させ、骨格を育成し、表情筋を活性化させて緊張感のある顔貌に育成することです。いい顔に育成されれば、精神面においても表情が明るくなります。いい顔に育成できるのは唯一私たち歯科医師だけです。臨床医の仕事は単に歯並びをよくするだけではなく、患者さんに喜びを与えられるとてもすばらしい仕事です。

　床矯正治療、いつやるか！　今でしょう！

COLUMN

歯列と顔貌の関係

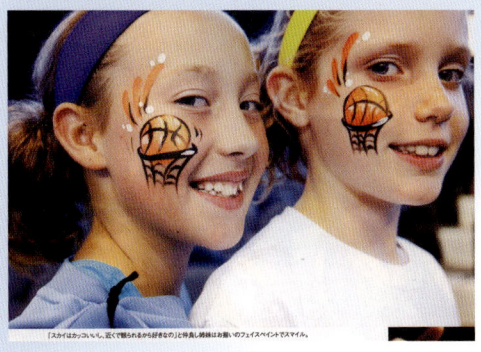

ANAの機内で見かけたポスター。なかよしの姉妹は「おそろいでのフェイスペイントでスマイル」と但し書きがありました。
2人の顔貌は明らかに違った発育をしています。手前の女の子は前歯部に叢生を発症させ、顔貌も前下方向に発育してガムスマイルになっています。後方の女の子の歯列は正常で、顔貌が前方に発育しています。目の大きさも異なり、正常な歯列と不正咬合の歯列では顔貌が大きく変わってしまうことがわかります。

上顎骨育成には年齢的制約がある

筆者は成長がほぼ完成するのは女子で14歳、男子で17歳を目安にしています。
「親御さんはいつまでもお嬢さんを子どもと思っていますが、歯科医師からみると、体はもう大人なんですよ。電車などで見かける公益財団法人の広告では、13歳で結婚…とあります。童謡の赤とんぼでは15でねえやは嫁に行き…といっていますよ」と説明しています。以前までは赤とんぼの歌詞から「子どもと思っても、もうすぐ大人になるんだよ」と言いたかったのですが、どうも学校で赤とんぼの歌を教えていないらしく、「そんな歌知らない」と言われてしまいました。上顎骨育成は女子ではとくに年齢的制約があります。

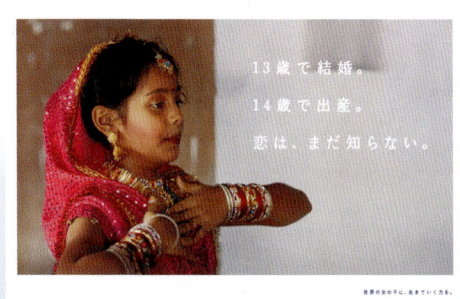

床矯正治療の Essential ②
抜歯を前提にするか、否か

　通常の矯正治療と床矯正治療とでは、どこが違うのでしょうか。

　患者さんからは、一般的な矯正治療は抜歯して（スペースを作り）、ワイヤーを使用し（歯を移動する）、床矯正治療は入れ歯に似た床を活用する治療法と思われていますが、床矯正治療でもワイヤー処置を行うこともあります。一般的な矯正治療と床矯正治療との大きな違いは、「抜歯を前提にするか、否か」と考えています。

　すべて抜歯矯正、すべて非抜歯矯正ということは非現実的な考え方です。床矯正治療で、すべての矯正治療を非抜歯で施術するという考え方はありません。処置内容からではなく、一般的矯正治療と床矯正治療では考え方にいくつかの相違があります。

　床矯正治療は叢生発症原因であるスペースを確保するために、拡大床により歯を移動します。病態が重度の場合は歯の移動量は重篤な分だけ大きくなり、患者さんの努力が必要となります。軽度の病態を重篤に移行させないことが大切です。治療結果を出すのは患者さん自身です。**治療結果を出す努力ができない人は床矯正治療の適応症例ではありません。**

　床矯正治療はメカニカルな処置とバイオロジカルな処置の異なった治療法を組み合わせて治療を進めます（図❶）。確保した後の歯は閉鎖型床矯正装置で歯を移動するケースと（p.33図❾❿中央の図）、移動量が大きいケースや全顎的に問題のあるケースではワイヤー処置を選択します。**正しい咬合のストレス・外力が加われば、歯列はバイオロジカルに正しい歯列に改善されます。**重要なのは、不正歯列になった原因を改善しなければならないことで、そのためには床矯正治療では必ず、バイオロジカルな機能改善が必要となります。機能改善としては「食育」「トレーニング」「悪習癖の改善」が必要となります。治療開始の時期が一番大切な診査事項です。それは治療可能な期間の指標でもあるからです。

　では、治療法にどのような相違があるのでしょうか。

❖ 歯列交換時期のstageにより治療の考え方が異なる

　通常の矯正治療は治療のstageの区別を第2大臼歯の萌出を基準として、萌出前をⅠ期治療、萌出後をⅡ期治療とし、Ⅱ期治療を本格的矯正治療として区別しています。

　床矯正治療では治療のstageの区別を乳歯期・犬歯・側方歯群の萌出前の混合歯列前期と、萌出後の混合歯列後期・永久歯列期に区別します（図❷）。

　10歳で犬歯が萌出した叢生を主訴とする患者さんが来院しました。

　一般の矯正治療ではstageはⅠ期ですから、まだⅡ期治療を施術するには早い時期です。そのために「もう少し治療の開始を待ちましょう。様子をみましょう」といわれるケースがあります。床矯正治療では犬歯が萌出しているかが、問題になります。

　床矯正治療では、「前歯部の叢生は6〜7歳から発症しているのに、今までなぜ放置していたのですか。簡単にすむはずだった早期治療が、犬歯が萌出したことで重症の治療になってしまいました」と保護者の母親に伝えるしかありません。

　床矯正治療では混合歯列前期と、犬歯・側方歯群の萌出後を混合歯列後期に分類してい

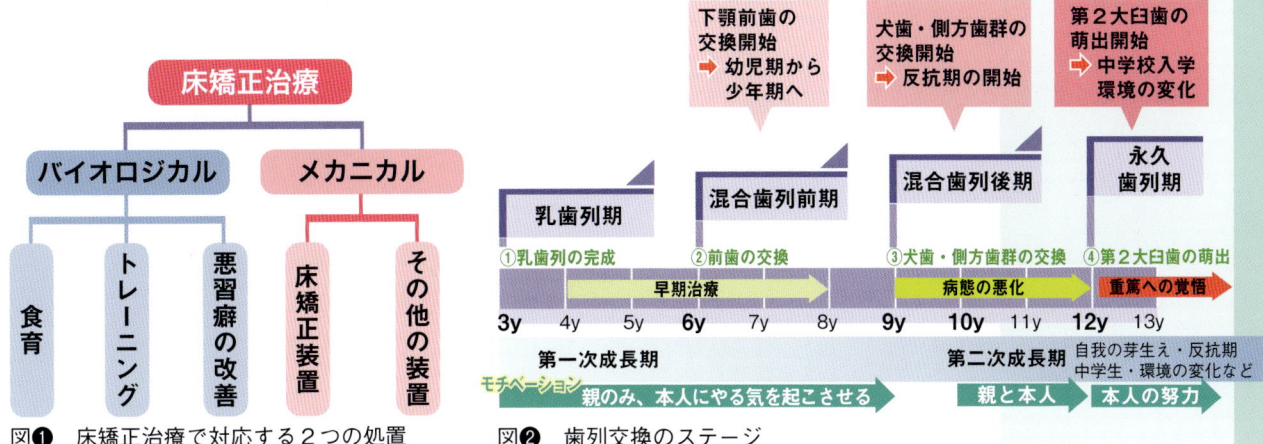

図❶　床矯正治療で対応する2つの処置　　図❷　歯列交換のステージ

ます。乳臼歯の実質欠損のないケースでは、叢生の70％は前歯部に発現します。残りの30％は永久歯の臼歯部に発現します。混合歯列前期までのケースでは、前歯部の叢生は顎の発達不足により左右乳犬歯・犬歯の近心隅角間のスペースが足らずに発症しますから、犬歯が萌出する前に4前歯が並ぶスペースを確保すれば叢生は発症せず、改善されます。

では、なぜ、顎が発達しなかったのでしょうか。叢生の発症率は約40％ですから、40％の母親が顎の育成に失敗したからです。けれども、あきらめてはいけません。バイオロジカルな顎の育成は可能です。改善する方法は、顎をバイオロジカルに育成するか、メカニカルに拡大処置を施術するかの選択です。

この時期が、母親が子どもの口腔にいちばん関心のある時期です。

歯列の交換と体の変化との相互関係を考えましょう。

下顎乳中切歯の萌出により乳歯期になります。下顎乳中切歯は生後6ヵ月前後に萌出しますが、2〜3ヵ月頃に萌出したケースでは、犬歯・側方歯群の交換は早まります。1歳以降に萌出したケースでは犬歯・側方歯群の交換も遅延します。下顎乳中切歯の萌出時期は混合歯列後期を予測するため問診が大切です。6歳前後に下顎乳中切歯は永久歯に交換します。混合歯列前期となり、永久歯への交換は、乳幼児期の第一次成長期が終了したものと解釈しています。幼稚園年長時に夏休みの前後の写真を比べると、顔などの成長変化に驚かされます。小学生になると1年生と2年生の顔にはそれほど著明な変化はありません。

犬歯・側方歯群が萌出すると、歯列は混合歯列後期になり、もう早期治療ではありません。子どもが第二次成長期に達したことで、歯列は犬歯・側方歯群が萌出したと解釈します。第二次成長期の第一次成長期と異なる点は、精神的発達の変化で、反抗期を経験します。犬歯・側方歯群が萌出開始した子どもの母親に「○○ちゃん、反抗期になったでしょう」と問うと、「そうなんです。扱いにくくて困っているんですよ。でも先生よくおわかりですね」と言われます。この時期までが、母親が子どもの口腔に関心をもつ時期です。

さあ、12歳になりました。いよいよすべての永久歯が萌出して永久歯列になります。とくに女の子は身長の伸び率が低下した頃に第2大臼歯が萌出し、女児は女子になります。

男子は17歳頃、女子は14頃頃まで発育を続けます。

床矯正治療は子どもの発育ステージ、歯列期がとても大切な診査事項になります。

歯列期により与えられた治療可能な時期が決定されるからです。

治療時期により治療方法の選択が異なります。つねに、混合歯列後期に達するまで治療可能な期間を念頭に置くべきです。叢生は歯周長と顎の発達の差異から生じます。

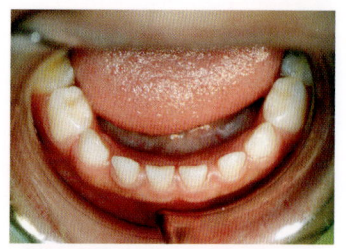

図❸ 発育空隙がある

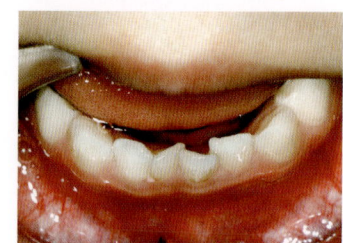

図❹ 閉鎖型で、乳歯の叢生を招いた

　12歳になると中学生になり、生活環境が変わります。

　「部活があるから、塾があるから……」が水戸黄門の印籠になります。

　乳歯期では顎を発達させることができなかった40％の母親が、食育など家庭環境の改善の努力を図れば、顎の育成に成功した60％のお母さんグループになれます。母親次第です。**医療は治すのではなく、治すための加療法を患者さんに施術することだと考えています。**病態は同一ではなく、乳歯列も発育空隙のあるケース、ないケース、すでに乳歯の叢生を発症しているケースがあります。乳歯の叢生の発現率は1％[5]ですから、バイオロジカルな顎の育成は無理かもしれません。診査のうえ、無理だから治療できないと診断したならば、メカニカルな床矯正治療の顎の拡大処置を選択します。

　下顎歯列をメカニカルに拡大し、上顎歯列をバイオロジカルに育成する考え方は一般的な治療法になるかもしれません。『プロフィットの現代歯科矯正学』[6]（高田健治訳）の著者であるDr. W.Proffitは、2012年10月に大阪で開催された招聘講演会で、「同一の疾患を25症例以上、治癒させることができれば、その治療法はエビデンスになる」と話されました。彼はこのときの講演で、「**歯の移動にはゴールデンタイムがあります。**歯は夕方から夜にかけてが一番移動し、続いて就寝時です」と述べています。

　床矯正治療では誰でも経験できるエビデンスのある治療法です。

　下顎だけを拡大して、上顎はバイオロジカルに育成されるとは都合のいい考え方だと批判されそうですが、Geoffrey H.Sperberはその著書のなかで、次のように述べています[7]。

　「矯正学では遺伝的に決められた変化をしない"基底"骨（"basal" bone）と、それに着いている治療によって変化させることのできる"機能"骨（"functional" bone）とを区別している。実際には"基底"骨は上顎骨の上顎体や下顎骨の下顎体であり、"機能"骨は歯を植立させて矯正力に反応する上・下顎骨の歯槽骨である。〈中略〉固有の遺伝的因子は、骨の大きさ・外径・成長を決定するのに初期にだけ働くのであろう。外的な機能的因子、すなわち環境因子が、骨の形態を主に決定するようになる」。また、基底骨の発達を調べると、驚くことに、「下顎前歯部は生後12ヵ月でほぼ成人の大きさに達している」（顔面の成長と整形）と述べられています。すなわち環境因子の改善が必要です。

　乳歯列で発育空隙があるケースと、すでに叢生になっているケースの顎の大きさの違いは基底骨ではなく、歯槽骨の発達の違いからです。そこには、「10歳時までは正中口蓋縫合で上顎幅径は増大し続ける」とも、記載されています。

　下顎は生後12ヵ月で前歯部の成長が完成しているのに、上顎骨は10歳までは顎の幅径は成長していくことになります。上下顎の成長による幅径の差はどうなるのでしょうか。

　金沢らの『歯科に役立つ人類学』[8]では、「正常な歯列では上顎歯列は正中口蓋縫合の側方成長により歯列幅が成長し、下顎歯列は下顎大臼歯が舌側（内側）から萌出するが、

5）町田幸雄：乳歯列期から始めよう咬合誘導．一世出版，東京，2006．

6）William R.Proffit，高田健治，訳：プロフィットの現代歯科矯正学．クインテッセンス出版，東京，2004．

7）Geoffrey H. Sperber，江藤一洋，後藤仁敏，訳：頭蓋顔面の発生―正常と異常．医歯薬出版，東京，1992．

8）金澤英作，葛西一貴，編著：歯科に役立つ人類学．わかば出版，東京，2010：91．

顎口腔機能の影響を受けて直立し、歯列幅を成長させる。しかしながら、近年の児童は機能低下のために口蓋幅の成長が少なく、下顎大臼歯は舌側傾斜したまま歯列幅が狭窄し、叢生歯列に似ることがわかった。〈中略〉断層写真から、下顎骨を植立している下顎体部と咀嚼筋が付着している下顎枝部とに分けて測定したその結果、下顎体部の長さと幅では縄文人と現代人に差はみとめられないが、下顎枝部で縄文人のほうが大きいことがわかった。このことから現代人の下顎骨の退化は、咀嚼機能の減退によって下顎枝の大きさの減少が関与していたことがわかる」と述べられています。正しい咀嚼機能を回復、維持することが大切ですが、子どもの発育ステージによりその得られる結果は異なります[9]。

9）金澤英作, 葛西一貴, 編著：歯科に役立つ人類学. わかば出版, 東京, 2010：114-115, 150.

　上下顎の幅径の差は、下顎臼歯が頬側に転位して歯軸が植立することで補償されていました。生体の恒常性な反応は上顎幅径成長に対応して、下顎臼歯を外側に傾斜させました。これは上顎の歯冠幅径が成長することに対応して、下顎は臼歯を傾斜することで機能的な歯列形態を保とうとするバイオロジカルな反応であると思います。

　上下顎の臼歯は嵌合していますから、床矯正治療による下顎のメカニカルな拡大処置と咬合力を含めた正しい咀嚼機能があれば、上顎臼歯は下顎臼歯に即応して拡大される可能性があります。**正しい生体反応を引き出すには理想的な咀嚼力のストレス・外力が必要です**。正のストレス・外力が得られなければバイオロジカルな育成反応は起こりません。下顎を拡大したら上顎も育成されるということはありません。上顎も育成されるには母親と子どもの理想的な咀嚼力を得る努力が必要です。

　床矯正治療の拡大は歯の移動に伴う歯槽骨の移動による拡大です。顎が拡大したので歯が動くのではなく、歯の動きに伴って顎が結果的に拡大したという概念です。バイオロジカルな育成も上下顎臼歯部が嵌合している咬合状態からくる生理的反応も加わっていると思います。

　反対咬合で下顎に叢生のあるケースでは成長期が終了していない時期に下顎を拡大することで、下顎の過成長を増長させる可能性があります。身長が伸びるときに顎も成長します。下顎の拡大処置を施術するならば、第一次成長期が終了する乳歯期終了時か、第二次成長期が始まる混合歯列後期に達する前の時点で拡大処置を終了すべきだと考えます。

　混合歯列前期の患者さんのケースはどのように処置を考えるべきでしょうか。

　「治療可能な期間がどこまで残されているか」が治療方針の鍵です。

　片顎をメカニカルに床矯正治療による拡大処置を施術し、片顎はバイオロジカルな処置の併用が可能か、それとも上下顎ともに床矯正治療による拡大処置を施術するかの選択を診査・診断すべきです。その診査・診断の基準は、病態の程度と治療可能な期間がどの程度残されているかです。

　床矯正による顎の拡大量は、床に付与されているネジの回転数により決定されます。ネジを45°で週2回回転させると、床は0.2mm可動します。30°で週3回でも同様です。この可動条件では5週で1mm可動し、約半年で5mmの拡大量を得ることが基本です。

　上下顎ともに拡大処置を選択するならば問題はありませんが、バイオロジカルな処置では5週で1mmの顎の育成ができるか疑問があります。バイオロジカルな顎の育成を期待す

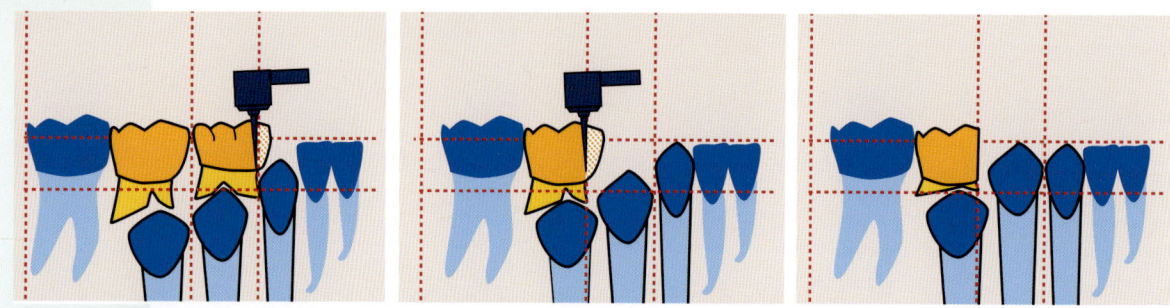

図❺ 側方歯群の交換。乳臼歯の近心側を削合することで、交換をサポートできる
（Frans P.G.M. vander Linden : Probllem and Procedures in Dentofacial Orthopedics. より引用改変）

るならばネジを45°で週1回の回転でゆっくりとした拡大を基本としています。初診時と拡大後の対応する顎の左右犬歯間距離の変化を測定すればバイオロジカルな反応が生じたかを判定できます。

対応する顎に育成が生じない場合は、生じないと診査した時点で床矯正による拡大処置に治療方針を変更します。バイオロジカルな育成を期待するならば治療可能な期間が絶対的条件です。上下顎ともに拡大が必要なケースでも同様です。床矯正による拡大処置は半年で5mmが可能ですが、叢生の病態が5mm以上あり、半年以内に混合歯列後期に歯列が移行するケースもゲームオーバーとなり、早期治療で治療を終了することはできません。

混合歯列前期から混合歯列後期に移行する時点で大切な処置があります。**乳歯の削合処置が基本です**。乳犬歯が脱落した時点で第1乳臼歯の近心側を2.5mm削合します。乳犬歯より犬歯の歯冠幅径が大きいからです。第1乳臼歯が脱落した時点で第2乳臼歯の近心側を2.5mm削合することです。上顎の第2乳臼歯の歯冠幅径は9.5mmです。下顎の第2乳臼歯の歯冠幅径は10mmです。後続永久歯である第2小臼歯の歯冠幅径は7mmですから、この歯冠幅径の差を利用して犬歯・小臼歯の叢生の発症を解決します。大切なのは乳歯が脱落した時点で、後方の乳臼歯を削合することです。犬歯、第1小臼歯が萌出してからでは遅すぎます。永久歯が咬合平面に達してしまったケースでは後方の乳歯を削合後に、リンガルボタンとパワーチェーンを使用して、永久歯を後方にメカニカルに移動させる必要があります。

ここまでが床矯正治療が考える早期治療です。治療方法としても側方拡大処置のみで治療が可能で、開業医でも手がけられる矯正治療と考えます。

床矯正治療は乳歯列・混合歯列前期の早期に不正咬合を処置して、軽度の叢生を重篤に移行させないとする先生の考え方と、混合歯列後期・永久歯列期の重篤な不正咬合をどこまで非抜歯治療が可能かと積極的に施術範囲を拡大するかと研鑽を重ねる先生の考え方があります。

混合歯列後期・永久歯列の不正咬合の例を考えてみましょう。

臼歯の咬合関係がアングル1級で、上顎犬歯が下顎犬歯と第1小臼歯に位置するケースでは、臼歯部は不正咬合の問題はなく前歯部のみの不正咬合ですから、混合歯列前期と同じ術式で処置が可能です。

臼歯の咬合関係がアングル1級で、上顎犬歯が下顎犬歯に位置するケースは重篤な症例となります。重篤な症例はさまざまな病態が重なり合い複雑な処置となります。初期治療としての側方拡大のみでは対処できず、前方移動処置、後方移動処置などを組み合わせることで前歯部、臼歯部のスペースを確保します。スペースを確保後は床矯正処置だけではなく、とくに犬歯が遠心傾斜をしたケースではワイヤー処置が必要となります。

❖ 抜歯処置を選択するのか、拡大処置を選択するのか

　抜歯矯正は上下顎左右の第1小臼歯の抜歯を前提にしています。

　第1小臼歯の歯冠幅径は7㎜ですから、左右で14㎜のスペースが抜歯により得られます。成人であり叢生の病態が14㎜に近いスペース不足ならば、抜歯矯正を処置すべきです。上顎側切歯は7㎜ですから、側切歯1歯分の叢生ならば、抜歯矯正により過剰にできた7㎜のスペースを1歯分縮小するのか、床矯正治療により歯周長のスペースを7㎜拡大するのかの患者さんの選択になります。

　床矯正による拡大治療では、スペースを自身で拡大して構築する患者さんの努力が必要です。基本的には矯正治療で抜歯矯正を選択するのか、床矯正による拡大処置を希望されるのかは患者さんが選択すべきであり、その分患者さんの努力が必要となるのです。

　床矯正治療であっても、臼歯の後方移動処置が必要なケースでは、第3大臼歯の歯根が完成する15歳以降になると臼歯の後方移動処置は不可能となり、第3大臼歯の抜歯が必要となります。犬歯・側方歯群が萌出した混合歯列後期の患者さんは基本的には成人歯列期と同様な心構えが必要です。

　床矯正治療では、**子どもの成長を考えながら治療を進めていきます**。身長が伸びるときに顎も成長します。

　混合歯列後期となり、第二次成長期になると身長が伸びます。身長の伸びと顎の発達には相関関係があります。反対咬合に対しては混合歯列後期では体の成長も第二次成長期となり、下顎の拡大処置により、下顎の過成長を増長させることになります。反対咬合で下顎に叢生のあるケースは、混合歯列前期までに拡大処置を終了させるべきです。混合歯列後期に達しているケースでは、体の成長が安定する女子ならば14歳以降、男子ならば17歳以降に処置すべきです。

　開咬なども混合歯列後期以降では骨格性の不正咬合となり、床矯正治療では治療できず、ワイヤー処置が必要となります。

　下顎の後退であるアングル2級は、下顎体を後方に移動させる筋系が関与しているので年齢に関係なく治療できると考えます。

❖ 床矯正治療は患者さん主体の治療法である

　通常の矯正治療は歯科医師が歯のスペースを作り、歯科医師が歯を移動させて、歯科医師主導で行う治療処置法です。通常の矯正治療の術者は歯科医師です。

　床矯正治療はバイオロジカルな育成にしても、床装置によるメカニカルな拡大処置にしても、患者主導の治療処置法です。スペースが確保され、治療によって、歯の移動をワイヤー処置に移行すれば歯科医師主導の治療処置に移行します。床矯正治療の術者は患者さん自身です。床矯正治療の難しさは、治療の進行が患者主導であることです。このことについては、P.37で詳しく述べます。

床矯正治療の Essential ③
子どもを育み、食文化を導く

　食べることは本来、自然な営みのはずです。

　いま、いろいろな観点から「食育」が注目されています。

　食べることは食文化であり、2013年12月に「日本食」が食文化として無形文化遺産にユネスコから認定されました。食文化は、住んでいる土地にあった気候・風土などの地域環境、社会環境に応じて食材や調理法があみだされ、長い時間をかけて創造されたものです。

　2013年に一流ホテルで食材の誤表示が問題になりました。ブラックタイガーを車エビ、バナメイエビを芝エビとして表示し、客に提供したという、いわゆる偽装が大きく取り上げられました。調理法によってそれぞれのエビとの触覚、味覚の違いを実験した様子をテレビ等で放映され、日本食では、茹でたエビでの歯ごたえや甘みからエビの違いが歴然と区別できました。しかし、中華料理のエビチリに調理すると食感ではまったく判別できませんでした。今の日本人には日本食の食文化が失われている現状を顕した事件でした。

❖「味わう」ことを高める

　食育の問題は、食事を「食べる」のか、「食らう」のかの違いです。人が人として食事を通してどのように生きていくのかは根源的な事象です。お腹いっぱいにさえなれば、また、栄養さえとれていればよいのでしょうか。「食らう」食事では「味わう」ことを忘れています。五感のうちの1つである味覚の「味わい」を失うことは、人生の楽しみを半減させてしまいます。母親は子どもに「味わう」ことを教えるべきです。「味わう」ことを高めるのが食文化です。日本人でありながら「日本食」は食文化であると語る資格もありません。人間に与えられた五感である舌の味覚や歯応えなどの食感を楽しむことが食事であり、食文化ではないでしょうか。甘味を強く、味を濃くしてしまえば味覚は育ちません。

　食事を楽しむためにはまず運動をして体を使い、お腹を減らすことが第一です。そして規則正しい時間に食事をする体内時計をしっかりと会得することです。身体を使わなければお腹は減りませんし、食事をしたいという欲求も生まれません（図❶）。

　昭和の時代では外で遊んでいる子どもの姿をよく見かけましたが、今はずいぶん少なくなりました。2013年度の文部科学省の全国体力テストの調査では、1週間のうちまったく運動をしない女子中学生が4人に1人、遊び盛りの小学4年生の女子でも10人に1人いるということ自体、現代社会の歪みともいえるでしょう。この子どもたちの食事は食べるのではなく食らっているだけです。

❖ 食育の目的

　矯正治療における「食育」は、叢生など不正咬合を発症原因とする顎の発達不足の状態を改善し、成長過程にある子どもたちの顎を正しい顎に育成させるためのものです。

　正しい「食育」を会得、学習することで咀嚼による正しいストレス・外力が得られ、バイオロジカルに正しい歯列に改善され、維持されます。

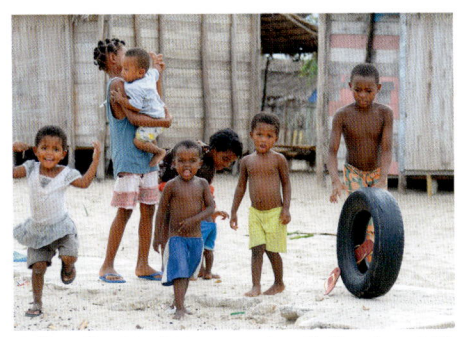
図❶ 外で飛び回っているマダガスカルの子どもたち。この環境では発育空隙もばっちりであった

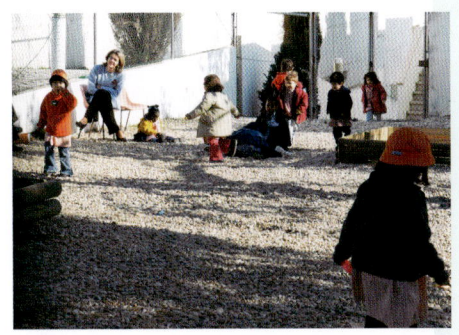
図❷ ポルトガルの幼稚園の園庭で。砂利の庭で遊ぶ子どもたち

　口腔生理学者の河村洋二郎大阪大学名誉教授は「噛まない子と噛める子」のなかで"食品の改革"と"人間の生理的機能"について述べています[10]。「しっかり噛むように指導し、習慣づける必要がある。人は適度に堅い食品を、力を入れて噛むことによって、こころの満足が得られるのであり、噛むことは口の健康・発育にも大切であることを再認識すべきである。歯科医が地域住民の健康のため、食生活の指導に関与すべき時代が到来した」と警鐘を鳴らしてきました。四半世紀が経過した現在、歯の形態を追求してきた歯科医療が口腔機能としての「食育」にようやく目を向け始めました。

　1930年代、ドイツの人類学者アイクシュタットは、人類が爽快な生活環境を得るために文明を進化させてきた結果、人が有する本来の環境に適応できなくなる「自己家畜化現象」に注意を喚起してきました。

　厚生労働省は成人の肥満などを生活習慣病であると注意を呼びかけています。子どもたちの**叢生発症の要因も顎が発達できなかった「自己家畜化現象」**と考えており、母親も臨床医も子どもの顎を育成する「食育」にさらに注目すべきです。

　日本と外国の子どもの置かれている環境を比較してみましょう。

　ポルトガルのリスボン大学の近くの幼稚園の風景です（**図❷**）。ちょうど休み時間で子どもたちは庭で遊んでいます。驚いたことに庭には砂利が敷きつめられています。遊ぶおもちゃも小道具もありません。2人の保育士さんは椅子に座っているだけです。砂利の庭では転んだらケガをしそうです。誰かが砂利を投げてケガをさせたら誰の責任でしょうか。日本の幼稚園では考えられない光景です。日本だったらこのような場所では遊ばせないでしょう。まして遊ぶ道具もない幼稚園ではやがて閉園に追い込まれてしまうでしょう。けれども日本でも終戦直後の貧しい時代には何もありませんでした。男の子は空き缶で、女の子はゴム紐だけでも道路でけっこう楽しく遊べた記憶があります。何もない環境でも子どもたちは遊ぶことができる創造の知恵をもっています。

　今の日本でプレイステーションなどのゲーム機を持っていない子どもはいないでしょう。子どもは食事も忘れるほどゲームに熱中します。体を動かさないのですからお腹も減らないのは当然です。砂利の庭では普通の庭よりも運動量が違います。子どもは本質的に遊ぶのが仕事です。お腹が減って子どもたちは昼食の時間が待ち遠しいと思います。何をしたら危ないのかは、子どもは大人に注意されなくても、本能的に理解をしており、学習もしています。大人が子どもの行動を信用するかしないかは、大人の問題です。大人が子どもの世界に入り込めば入り込むほど、子どもらしさが失われます。

10) 河村洋二郎：噛まない子と噛める子. 歯界展望, 65 (4), 1985.

❖ 改善すべきこと

　食育を論じるならば現代の日本の社会環境を、まず家庭内環境から改善しなければならないと思います。前頁の図❷の写真を撮っていると保育士さんが飛んできて、写真撮影を禁止されました。保育士さんは不測の事態が生じたときに子どもたちを守るために座っていたのです。この写真を海外出張をしていた患者さんに見せると、「ドイツでも同じでしたよ」とおっしゃっていました。

　2020年、東京での2回目のオリンピック開催が決定しました。初めての東京五輪が開催されたのは1964年ですが、当時、東京はオリンピック開催に向けて首都高速道路が整備され、新幹線も開通して大きく変わり、人々の生活も大きく変化しました。カラーテレビが普及し、食事をしながらオリンピック観戦。家族でファミリーレストランに行くことも多くなりました。食卓のちゃぶ台はテーブルに変わりました。それに伴い、テレビを見ながら、足のつかないテーブルで、足をぶらぶらさせながら食事をする環境ができあがってしまいました。

　夕食の時間は家族そろって顔を合わせる機会でもあります。今日1日の楽しかったこと、ビックリしたこと、おもしろかったこと、誰に会ってどんな話をしたかなどの会話を楽しみながら食事の時間は過ぎていきます。食事の時間はただ食べるだけのものではなく、母親は、子どもの食事をするしぐさなどからその日の子どもの心や体の状態を知ることができます。子どもにとっても大切な時間なのです。鳥取県の境港の町では「楽しいなテレビを消して家庭の団らん」と幟が道路脇に掲げられていました（図❸）。

　テーブルになったことで、食事は個人単位の個食が始まりました。好き嫌いのある子には好きなものだけを与える固食のケースもあります。おじいちゃん、おばあちゃんのいる三世代の家族は減りました。出産数も減少し、ひとりっ子が多くなりました。お母さんが働きに出るようになり夕食をひとりで食べる孤食の子どもも増えました。〔個食〕〔固食〕〔孤食〕の問題は、家庭内で解消したのでしょうか。家庭の役割に対する考え方、とらえ方を小林義典日本歯科大学名誉教授は以下のように提言されています。

　「家庭は食事や睡眠をとる場所であり、ある程度の我慢が許され、あるがままの自分を出せる場でもあり（寛ぎの機能）、また食事の仕方や身辺の片付けなどの自立に必要な基本的な能力を獲得するとともに、相手を思いやり、自分をコントロールしながら、生活する対人関係の基礎を学ぶ場でもある（しつけの機能）。この相反する2つの機能をバランスよく維持することが親・家族の役割とされている。家族と食卓を囲み食事をすることは、咀嚼とそれに伴う風味の刺激が報酬系に伝達されて快情動を発現する。快情動は、喜びや幸福感、満足感、安心感、安全感を獲得し、適切な対人関係を含む生活慣習やしつけを学び、修得できる」[11]。

　いろいろな問題を解決できなければ「食育」を改善することは難

11）小林義典：咬合・咀嚼が創る健康寿命．日補綴会誌, 3：189-218, 2011.

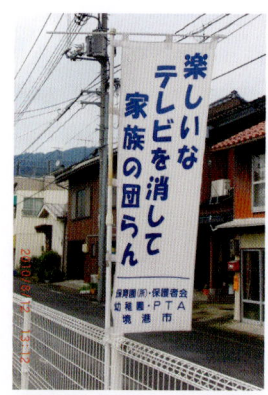

図❸　鳥取県の境港にて道路脇に掲げてあった幟

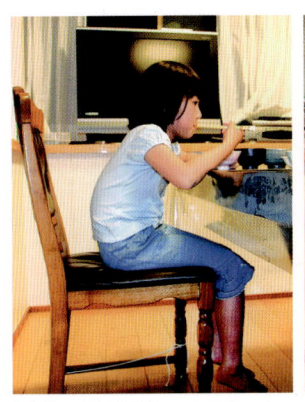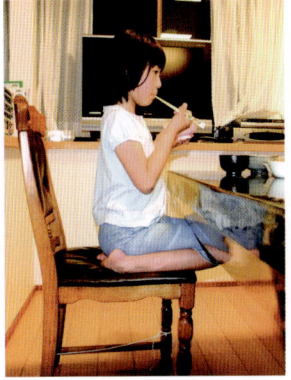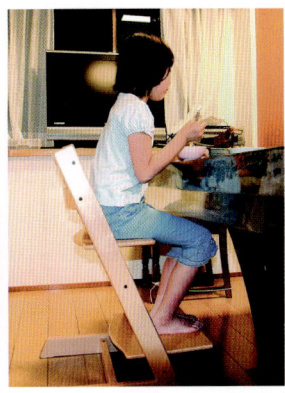

図❹　足が床についていないときの姿勢と正座・踏み台で足の位置を調整したときの姿勢の比較

しいのです。日常の無意識の行動としての食事は、子どもにとっての家庭内環境、社会環境に大きく影響されているからです。

　ファミリーレストランに行くと、必ずウエイトレスは水を置いていきます。ウエイトレスにとって「お水」はお客さんを誘導したという単なる目印なのですが、母親は食事には「お水が必要」と勘違いをしました。自宅では広いテーブルがあります。家庭内の食卓にも「お水」が浸入し、飲み物がないと食べられない子どもが大多数となりました。水を飲むことで1日に1.8Lも出る、大切な酵素を含んだ唾液の分泌を減少させてしまいました。

　食事のときの姿勢が大切です。テーブルでは小さな子どもには足が届きません。地に足がつかないブラブラの状態では体が安定せず、噛む力も入りません。体が不安定だと、頭の重量は5kgありますから、前頭位となり、猫背となります。猫背の姿勢はお腹を圧迫します。まず食べる姿勢から改善すべきです（**図❹**）。

　この食事をするという当たり前のことが当たり前でなくなった社会環境、家庭環境が問題なのです。**「食べる」食事**が、いつの頃からか**「食らう」食事**に変貌してしまったのです。「食らう」食事はアイクシュタットの自己家畜化現象の現れではないでしょうか。

　食育について母親に指導・誘導する前に、まず母親の料理に対する心から論じる必要があります。食事は食材の命をいただいているということを忘れています。動物である宿命です。そのいただいた命を、食事として生かすことを忘れています。食事の前に「いただきます」と手を合わせる人は感謝の気持ちがあるからです。食事が終わって「ごちそうさま」と手を合わせるのは、命をいただき、このおいしい食事のために多くの人が走り回ってくれたおかげですとの感謝の気持ちです。

　母親が心を込めて、手間をかければ「おいしい料理」になります。食べ物を作るのではなく、「おいしいと家族に感じてもらう料理をする心」が食育の基本であり、その心は子どもにも伝わります。「おいしい」と感じることが一番体にとって栄養になるはずです。「まずい」と感じれば栄養にはなりません。お母さんは栄養価ばかり考えるのではなく、「おいしい」と感じる食事が食育に通じるのです。

　母親には、「自分が子どもの頃、お母さんが作ってくれた料理、その料理を食べた家庭環境を思い出してみてください」と話すようにしています。「食育」は日本人の培ってきた本来の生活環境の変化にその本質があるのです。日本人が日本人の心を失ってしまったからこそ、「食育」が問題視されるようになったのです。日本人が日本人としての「食育」をとおして本来の日本のこころを考えるべき時期になったと考えます。

❖ 生理機能からみた食育

食事は生理反射で、各器官が複合的な調和をした、連続的反射運動です。

食事は物理的には口唇、頬筋、舌筋を連動させて、下顎の運動により咀嚼し、嚥下する一連の動作です。咀嚼は単に下顎を動かして、上下顎の歯列を使用して食物を粉砕し、嚥下しやすくする動作です。咀嚼は「咬断運動」「粉砕運動」「臼磨運動」を順次行う運動行為です。そして運動行為は嚥下行為に移行します。

咬断運動は前歯部で食物を咬断する行為です。母親が食べやすく調理することにより咬断運動は減少しました。**食材を大きくザックリと切りましょう。**咬断運動をしない咀嚼は舌で捕食しそのまま飲み込むカメレオンの食事法です。カメレオンは舌で捕食します。そのまま丸呑みです（図❺）。咬断運動は、下段の写真にあるようにまず口を大きく開け、食べ物を前歯で咬み切ります。咬み切った瞬間は口輪筋が緊張しています。

咬断運動は口唇、舌の機能を使う運動作用であり、咬断運動の減少は口輪筋、舌筋の機能を低下させます。食事のときに「ぽろぽろ」と食べ物を落とす子どもは、口輪筋、舌筋の機能が低下しているからです。上下の唇を使う「b」「m」「w」などの二唇音や「th」の舌尖を使う正確な発音ができません。日本人が英語の発音が苦手なのも口唇、舌の使い方の微調整ができにくいからです。

顔で一番目につくのは、口元、目元です。咬断運動の減退は口唇の動きを司る口輪筋の筋力を低下させます。口輪筋の低下により口角下制が口角を下げて、口裂の下垂を招きます。口輪筋の衰退は表情筋にも連動し、眼瞼も下垂させます。顎骨の発達に対しても咬断運動は下顎前歯が上顎前歯を突き上げる運動であり、突き上げられた前歯歯冠は歯根をとおして上顎骨の発育刺激となり、中顔面を前方に発達させます（図❻）。下顎前歯の発育葉の咬耗状態から咬断運動が正しく行われてきたかの診断をしましょう（図❼）。

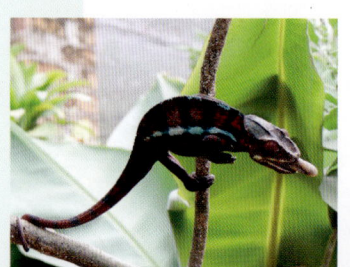 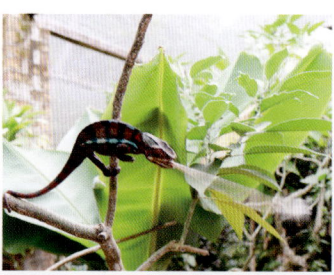 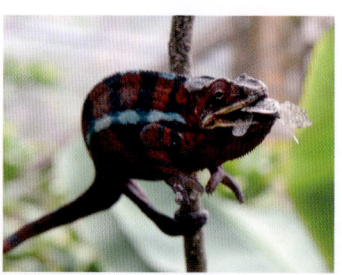

図❺　カメレオンの捕食の様子。舌で捕食し、そのまま丸呑みする

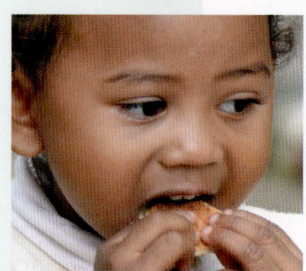 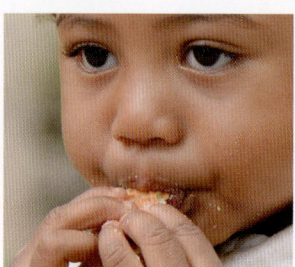 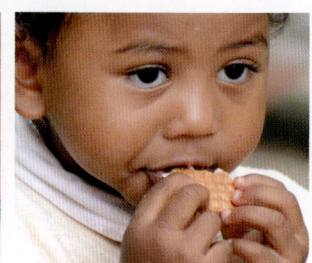 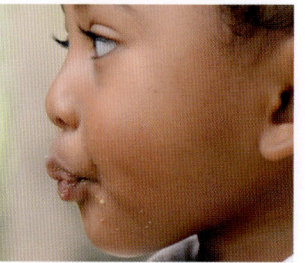

図❻　マダガスカルの女の子。クッキーに大きな口でかぶりついている。前歯で咬み切ると口輪筋だけが活性化する。右側乳臼歯で粉砕行為をしている。右側の頬筋と口輪筋を使っている。右は嚥下時。このときも口輪筋が緊張している

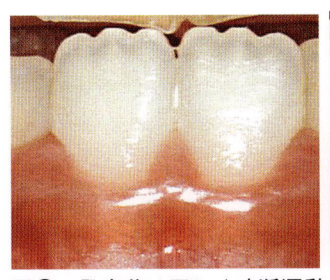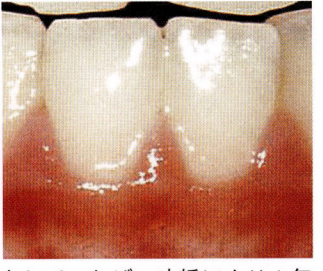
図❼ 発育葉は正しく咬断運動をしていれば、咬耗により1年半から2年で消失する

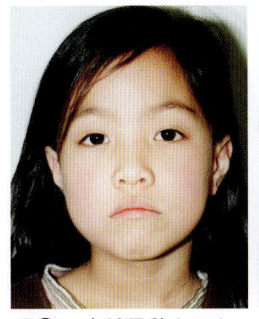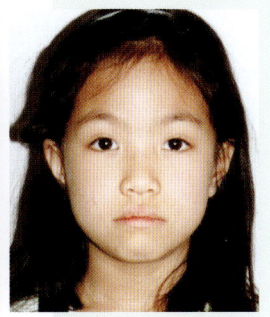
図❽ 咬断運動をしないと目元、口元は下垂する。咬断運動により正常な目元、口元に回復する

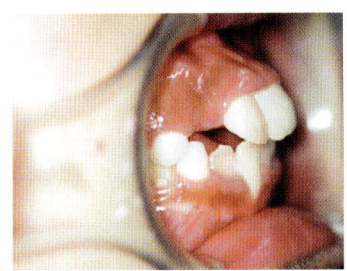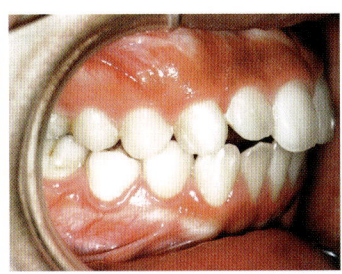
図❾ 咬断運動をしないと上顎骨歯槽突起は発達しないが、第二次成長期以前なら育成はできる

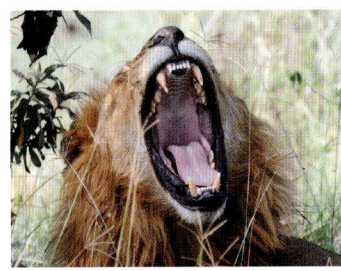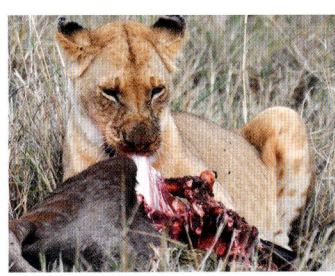
・ライオンの前歯は6本
・前歯は咬断ではなく、引っぱるために使い、咬断運動は臼歯を使っている
図❿ ライオンの捕食の様子

　口元や目元、上顎骨歯槽突起の発達状態も診査・診断事項です。

　咬断運動の不活性は形態的にも顔貌に大きく関わる問題です。咬断運動が十分に機能しているかの診査・診断は、下顎前歯部の発育葉の咬耗状態で判断します。正しく咬断運動がなされていれば、約1年〜2年で下顎前歯の発育葉は消失します（図❼）。

　咬断運動により、口輪筋・表情筋が活性化します（図❽❾）。下顎前歯部が上顎歯冠部を刺激して、咬断運動の刺激は歯根部を通して上顎骨を育成します。

　咬断運動は前歯を使う運動で、犬や猫には咬断運動はできません。前歯部には小さな前歯が6歯並んでいるだけで、食べ物を咬断できないのです。ネコ科のライオンは肉を前歯で咬んで引っ張っているだけで、粉砕の運動を臼歯だけで行っています（図❿）。

　猿類、類人猿は食べ物を手でしっかりと把持できるように進化しました。食べ物を直接に口に手で持ってくることが可能になり、咬断運動が可能になりました。形態学的には、哺乳類のうち、猿類、人間を含めた類人猿だけが咬断運動をするために中切歯、側切歯が大きく進化してきました。ゴリラの歯列には霊長空隙はあるものの切歯群の歯冠が大きくなり、すべての切歯群はコンタクトをしています。

　前歯は何のためにあるのでしょうか。前歯で咬むためです。前歯で咬むことは口輪筋を活性化させます。前咬みをしない犬、猫ではできませんが、前咬みができるゴリラやチンパンジーは唇を突き出すことができます（図⓫）。人はさらに進化して表情筋をも活性化させて、感情を表現できます。

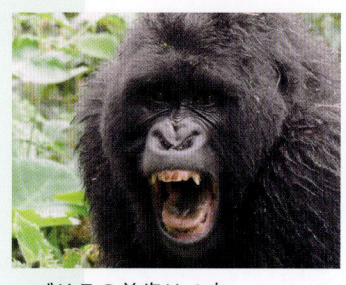
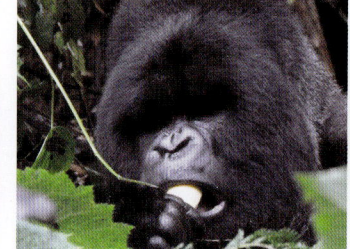
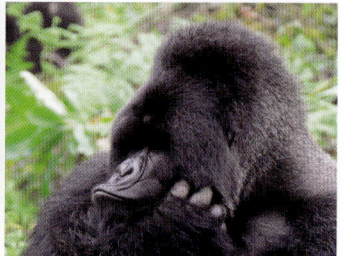

- ゴリラの前歯は4本
- 前歯で咬断運動をする。口輪筋により表情が豊かになる

図⓫　ゴリラの咬断運動と表情

　動物の進化過程で前歯の幅径の巨大化は、前咬みからの咬断運動の結果です。

　せっかく進化の過程で獲得した咬断運動を現代人は放棄しています。文明が進化した結果、食材を小さくする食事の調理法が容易になりました。現在の家族は少子化です。母親が子どもが食べやすくなるよう、間違った優しさから咬断運動を放棄させてしまいました。本来、食べることは運動であり、咀嚼筋、表情筋を活性化します。それは表情筋の活性化、上顎骨の発達状態が衰退して顔貌や表情にも変化が起こるのではないでしょうか。22世紀の顔貌はより細い顔になると科学者は想定しています。

　咀嚼・嚥下には舌が大きく関与しています。

　前歯部で咬断した食材は、小臼歯部で粉砕運動に移行します。続いて大臼歯部で食塊をすりつぶす、咀嚼の最終段階の臼摩運動に移行します。大臼歯部での臼摩運動により嚥下に適した食塊の大きさになると、食塊は嚥下を誘発する神経を刺激して嚥下反射が起こり、一連の咀嚼行為は終了します。

　舌前方2/3は舌神経、舌後方1/3は舌咽神経が司っています。舌後方1/3部の後下部中央は迷走神経と二重支配です。嚥下を誘発する神経は舌咽神経、迷走神経などです。

　食事をすることは、咀嚼することで歯からは歯根膜を通して食材の食感を、舌からは味覚を楽しんでいるのです。「食らう」ではなく「食べる」との違いがここにあります。

　小臼歯部相当より前の舌は三叉神経支配で知覚を、大臼歯部の舌は舌咽神経支配で知覚、味覚を司ります。喉の奥の舌は迷走神経支配で知覚、味覚を司ります。大人はよく「喉ごしがいい」と表現しますが、迷走神経支配の知覚、味覚を感じています。

　お母さん方から、「うちの子は食事の時間が2時間もかかってしまう。いつまでも口をモグモグさせていて困ってしまいます」という相談を受けます。咀嚼部位が前方位で噛んでいるために舌下神経、嚥下中枢が反応せず、食べ物はいつまでたっても口の中に残り、飲み込めないのです。嚥下反射が生じる後方位で噛む訓練を指導します。

　どこで、どのように噛むかといった、生物として当然の生理本能を体得すべきかの問題も「食育」の問題です。

　咀嚼による指導はよく話題にされますが、舌の機能に関してはあまり話題になっていません。食材から得られる知覚・味覚は人間に与えられた五感の1つです。食感や味覚感の感性を高めることも歯科医療にとって治療対象となるのではないでしょうか。

　人は無意識に咀嚼をして食べ物を粉砕・嚥下と機械的に反復しているのでしょうか？

　食事が食文化と呼ばれるためには、単に食べ物を飲み込みやすくするための咀嚼行為だけではありません。調理された料理をお皿に盛るところから、食事は始まっています。日本食はまず器から、といわれますが、視覚も食事の一部です。ここにも食らうと食べると

の違いがあります。

「食育指導」では、よく噛む咀嚼運動に対しての指導が行われています。だいたいの指導内容は、「一口30回噛みましょう」という一方的なもので終わってしまいます。「はいわかりました」と答える母親はまず実行しません。「うわのそら」で聞いているだけで

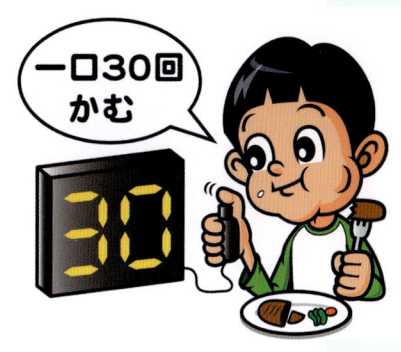

す。一生懸命聞いている母親でしたら、いろいろな疑問をぶつけてきます。

「先生、1、2、3、……といちいち数を30回も数えていたら食事がまずくなりますよ」「頭の中で数を数えていたら誰とも会話ができません。食事のときは家族で話をするほうが楽しいのではないですか？　数を数えることより楽しく食事をすることのほうが大切だと思います。先生はどう思われますか？」「食べ物を30回噛み終えないと、次の食べ物を食べてはいけないのですか？　無理ですよ」「どんな食べ物でも30回ですか？　湯豆腐も、マグロの刺身も、イカの刺身も、お肉も全部同じ回数の30回ですか？」「ひと口30回噛めと言われますが、うちの子は食事に2時間もかかってしまい困っています」

読者の皆様はこの質問に答えられますか？

「30回ぐらい噛みましょう」という咀嚼指導法は机上の空論ですが、「30回噛みましょう」という指導自体は間違っていません。指導方法が間違っているのです。どう指導するかが問題で、各先生、歯科衛生士ごとの誘導法を思案すべきです。「30回噛みましょう」ではなく、「30回ぐらい噛むといいよ。噛むと魔法の力でおいしくなる！」といった誘導法です。

母親には、「今年の新米、もう食べさせましたか？　新米の味、お子さんわかったかな」「日本食がユネスコの無形文化遺産になったけど、日本食のおいしさ、お子さんにわかるかな？」など、そのときの時節の話題から誘導内容を取り入れていきます。

「試しに黙って30回ぐらい噛んでみてごらん。ご飯やおかずのおいしさがいっぱい出てくるよ。なぜだと思う？　噛んでいると魔法のツバキが出てくるからだよ。ツバキはすごいんだよ。食べ物と混ざると食べ物をおいしくしてくれるんだよ。いっぱい噛むとおいしさもいっぱいになる」など、指導内容は年齢などによって変えていきます。

食育での咀嚼訓練のときにはこのような会話から誘導が始まります。

食育は母親が行う治療であることを認識してもらうことが大切です。

国連食糧農業機関（FAO）の試算では、地球上の年間穀物生産量は約20億トンです。2050年代には世界人口は100億人に近づき、そのすべてを食用にしてもまかなえない時代がきます。食育は現代社会において、多岐にわたり多くの問題があります。

食事の内容も無駄に「食らう」から、おいしく「食べる」時代にならなくてはなりません。母親は、食事に関しては栄養の面だけを重視しがちですが、咀嚼運動は生体バランスを向上させ保持する運動です。臨床医はとくに咬断運動によって顎骨を育成し、口輪筋をはじめとする表情筋を活性化させることで、子どもたちを「よりよい顔貌」に育成する前提としての大切な指導であることを認識すべきです。

床矯正治療の Essential ④
早期治療が成功の決め手

　どんなに重篤な疾患もすべて初期の軽い状態があり、それを放置した結果といえるかもしれません。軽度の疾患が一番多いわけで、初期の疾患は処置内容が簡単なはずです。簡単な症例こそ、臨床医が手がけるべきです。重篤な病態の処置には専門医が必要です。患者さんは軽度の疾患で専門医を訪れることはないでしょう。たとえば、風邪は肺炎に進行する前に治療すべきです。風邪ならば町のお医者さんでも治療は可能ですが、重篤に進行した肺炎は多臓器不全に移行し、施設の整った大病院での処置が必要になります。治療期間も長引き、治療費用もかかります。

　すべての疾患の治療は早期発見、早期治療が基本です。

　歯並びの不正咬合の相談で多いのは、叢生ではないでしょうか。

　叢生の発症原因は顎の発達不足です。ではなぜ、顎が発達しなかったのでしょうか。叢生の発症率は約40％です。約40％の母親が子どもの顎の発達に失敗したからです。未発達の顎をバイオロジカルに育成するか、メカニカルに床装置で拡大するかの選択が必要です。

　治療にあたり、一番大切なのは診査・診断です。

　床矯正治療にとって、重要な診査事項は受診時の年齢で、犬歯が萌出する前の混合歯列前期までが早期治療となります。ですので、犬歯が萌出するまでの期間がどれほど残されているかが、重要となります。それは治療可能な時間を示すからです。病態の程度も大変重要です。わずかに歯が重なっているのと、1歯分、2歯分の重なりでは、拡大量が異なります。

　遺伝的要因もあります。歯冠幅径が平均値より大きいのか、小さいのか、または先天性欠如歯があるか否かです。上下顎の前後の位置としてアングルの分類の診査も必要です。咬合力の問題、リップシールの問題、舌のポスチャーの問題、態癖の問題、などの検査が必要です。早期に病態に気づけば、重篤に移行していかないのが通常です。

　[Case 1] は、5歳7ヵ月の乳歯列期の男児です。「前歯は並ぶでしょうか？」と相談を受けました（図❶～❹）。先生だったらどう対応しますか？

　筆者は、乳歯列の子どもが来院したら、母親にこの症例の初診時の写真を必ず提示しています。

　「5歳のお子さんですか、前歯の歯並びはどう思いますか」と質問します。

　「きれいな歯並びですね」と答えた母親には、「もうすぐ乳歯より大きな永久歯が生えて

Case 1

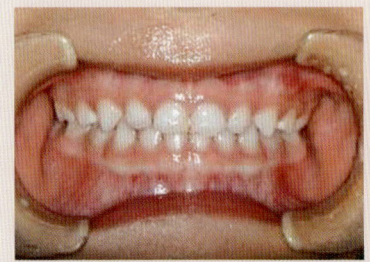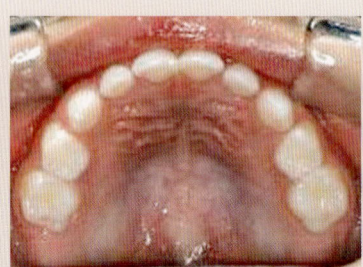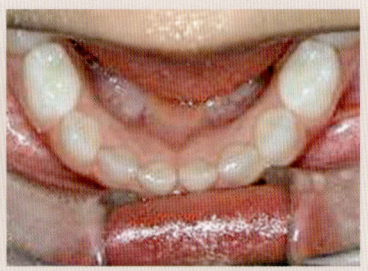

図❶　5歳7ヵ月、乳歯列期の男児の初診時。2012年10月

きますよ。どうなりますか？ 並びませんよね」と話します。
　この時期の乳歯列には発育空隙が発現していなければいけません。
「では、どうしたらよいでしょうか？」
「お母さんが頑張って指導すれば、顎が発達して乳歯の間に隙間ができます。そうなれば叢生は発症しません」
　母親に現在の前歯の萌出状態から顎の発育状態を判断してもらいます。
　顎を育成できるかは、母親次第です。バイオロジカルな処置は加療処置であり、母親と子どもが努力しなければ治療結果は得られません。
　症例では、上顎にはやや発育空隙が発現しています。下顎には発育空隙はありません。上顎左右乳犬歯は下顎乳犬歯と第1乳臼歯の間にあり、臼歯部の歯列は正常です。
　乳歯列期の子どもに対しては、上顎前歯部の以下に示す3点に注目しましょう。

［乳歯列期の子どもの上顎前歯部で注目すべき3点］
　①発育空隙がある⇒有隙タイプ
　②発育空隙がない⇒閉鎖型タイプ
　③叢生を発症している

　乳歯の叢生の発症率は約1％ですから[12]、叢生を発症しているケースは顎の発達が悪く、バイオロジカルな顎の育成はあまり期待できません。

12）町田幸雄：乳歯列期から始めよう 咬合誘導．一世出版，東京，2006．

　歯冠幅径は乳前歯より永久歯が大きいのですから、永久歯の交換期には叢生が発現します。発育空隙が発現していれば無事に永久歯に交換できるでしょう。
　発育空隙がない症例では、現在のまま様子をみていたら必ず叢生になります。
　どうすればよいのでしょうか。前歯部に発育空隙が発現していないことは、顎の未発達です。今までの発育刺激が不足していたのでしょう。4前歯が左右乳犬歯近心隅角間に並ぶ顎のスペースを構築すれば前歯部の叢生は発現しません。では、このスペースをどう構築するかが問題です。構築するには2つの治療法があります。
　①バイオロジカルに顎を育成する。
　②メカニカルに顎を床装置で拡大する。
　本症例の患者は5歳7ヵ月で乳歯列ですから、バイオロジカルな治療をする時間は十分あります。治療方法としてお金で解決するか、母親が食育に対する家庭環境を改善するか、2つの方法を提示し、母親に選択してもらいました。
　母親は、①の方法を選択しました。
　もし①のバイオロジカルな処置法を選択し、これがうまくいかなかったならば、その時点で治療方法を②のメカニカルな処置法に変更します。
　10ヵ月後に下顎左側側切歯が乳側切歯の後方に萌出してきました。母親の育成法は失敗したのでしょうか。
　初診時と比べると左右乳中切歯と乳側切歯間に発育空隙が発現しています（次頁図❷）。明らかに前歯部は育成されました。別の患者さんの母親にはこの写真を見せて、「お母さんが、頑張れば顎は育成され、発達していますよ」と具体的に提示することが大切です。

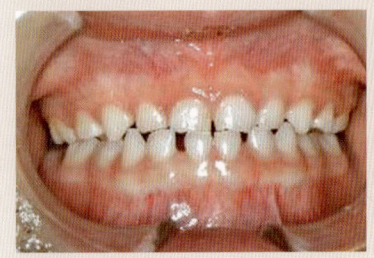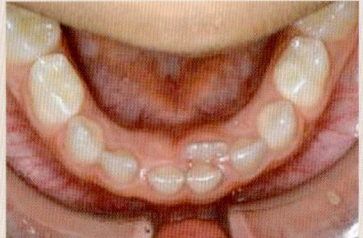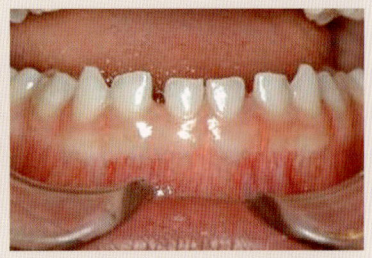

図❷ 10ヵ月後の2013年8月

　下顎左側側切歯が乳側切歯の後方に萌出した原因は叢生ではなく、単純に左側乳中切歯の位置異常です（図❷）。発症原因の解消が基本処置です。乳中切歯を抜歯しました（図❸）。子どもにとって抜歯はとても恐ろしい治療です。嫌な治療は一度に処置すべきで、左右の乳中切歯を同時に抜歯します。

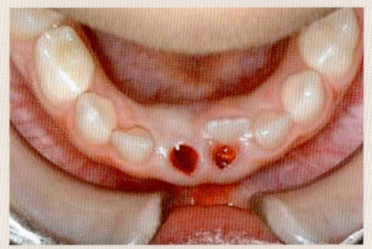

図❸ 2013年8月

　約3ヵ月後に来院しました（図❹）。位置異常を発現していた左側中切歯も、その後萌出した右側中切歯も正しい歯列内に収まっています。では、位置異常の中切歯は正しい位置に改善されたのでしょうか。

　歯列は口腔内外の筋肉などから加わる外力・ストレスにより決定されます。舌の外力・ストレスにより、位置異常の中切歯は正しい位置に改善されました。

　仮に位置異常が改善されなかった場合はどうすればよいのでしょうか。改善されなかった理由を考えるべきです。歯列は口腔内外の正のストレス・外力によるバランスのとれた部位に並びます。この考え方が基本です。口腔内の外力として下顎前歯を押し出せなかった舌の機能不全を疑うべきです。その場合は舌の口腔機能訓練が必要です。

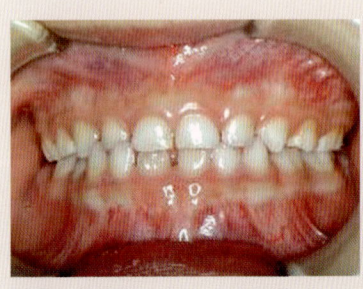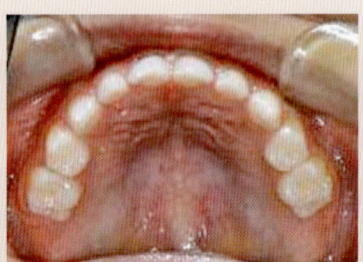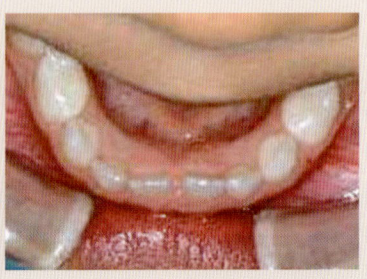

図❹ 抜歯後、約3ヵ月経過時。2013年12月

　拡大により歯軸は遠心に傾斜します。咬断することで歯軸はバイオロジカルに改善されます。［Case 2］は、バイオロジカルに改善された例です（図❺）。

Case 2

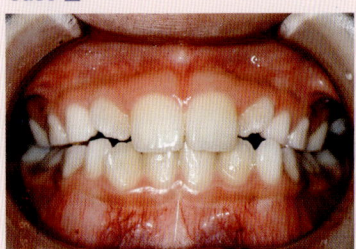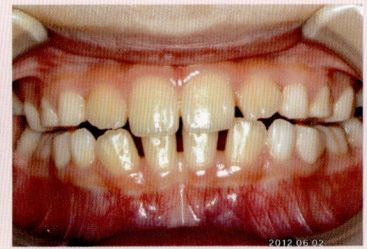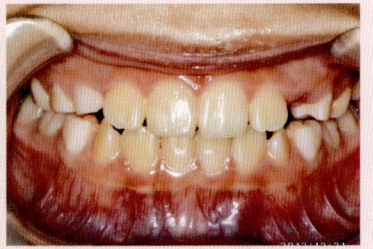

▪2011年6月（初診時）　　▪2012年6月（拡大後）　　▪2013年12月

図❺ 咬断運動により歯軸がバイオロジカルに改善されたケース

Case 3

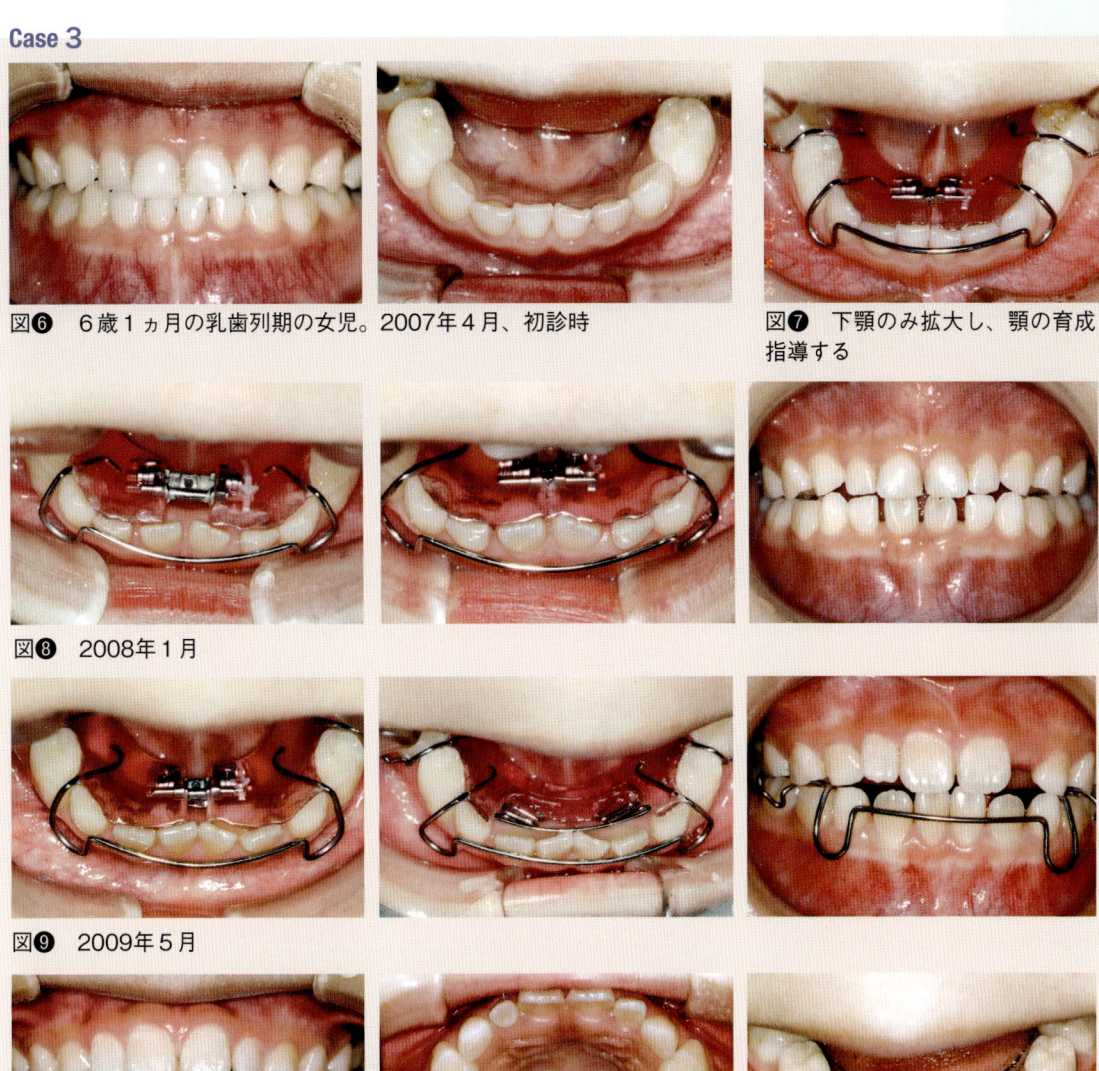

図❻　6歳1ヵ月の乳歯列期の女児。2007年4月、初診時　　図❼　下顎のみ拡大し、顎の育成を指導する

図❽　2008年1月

図❾　2009年5月

図❿　2010年6月

　[Case 3]は6歳1ヵ月の乳歯列期女児の例です（図❻〜❿）。上下顎前歯部に軽度の叢生があります。犬歯が萌出するまで3年以上の治療可能な時間があります。患者はまだ小さいですから、はじめに下顎だけを床装置によりメカニカルに拡大することにしました。上顎については、「上顎は必要ならば、歯列状態をみながら考えましょう」と提案しました。

　2007年4月、下顎だけを拡大し、上顎は顎の育成を心がけるように指導しました（図❼）。床の拡大条件は45°で週1回のゆっくりとしたスピードで、メカニカルに顎の拡大を目指します。90°で0.2mm拡大すると、5週で1mm拡大しますが、対応する上顎は5週で1mmは発達しません。そのため、ゆっくりとした拡大となります。

　結果的に、上顎前歯部の被蓋関係は深く、良好な状態となり、下顎左右中切歯と側切歯間の間隙は閉鎖しました。下顎側切歯と乳犬歯の間に間隙が発生していますが、将来萌出する犬歯の歯冠幅径は乳犬歯より大きいので、この間隙は必要です。前歯部での咬断運動をより促進させるため、患者に有根の人工歯を中切歯に当てて、歯の根は鼻の下まであることを認識させます。中切歯に指を当てて、咬断することで前歯部の歯冠部が動くことも確認させます。歯冠が動くことにより、歯根からの発育刺激によって上顎骨が育成され、歯根膜を活性化することで前歯部の被蓋が深く改善されます。

Case 4

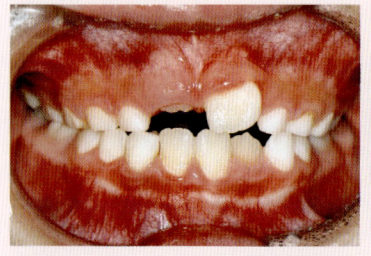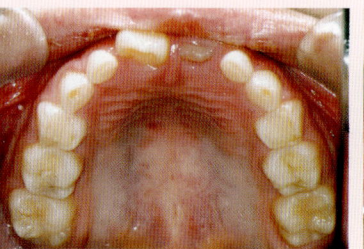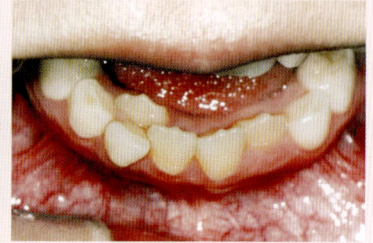

図⓫　8歳1ヵ月の混合歯列期前の女子。2008年11月、初診時

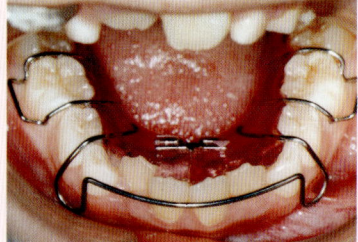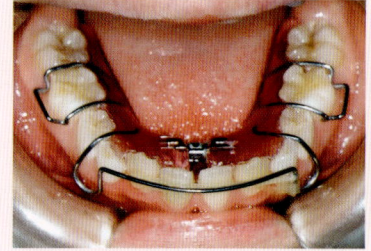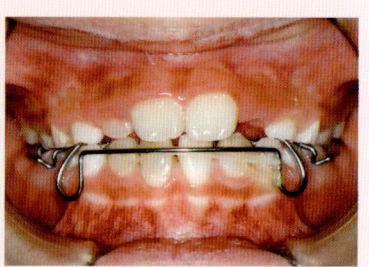

図⓬　2008年12月。下顎の拡大床装置を装着する　　図⓭　2010年1月

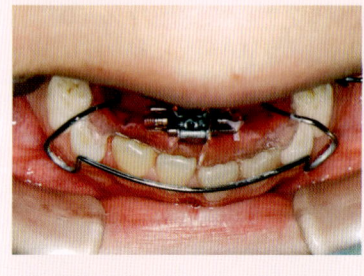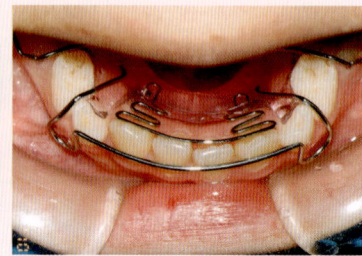

図⓮　2010年7月。下顎4前歯の萌出スペースが確保できたので、床装置を閉鎖型床装置に変更した

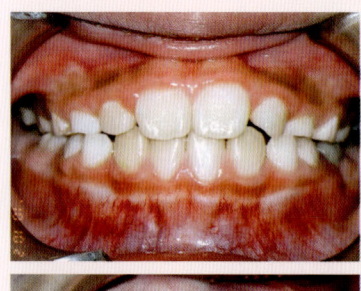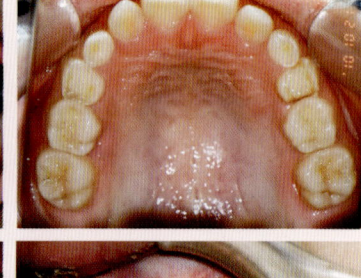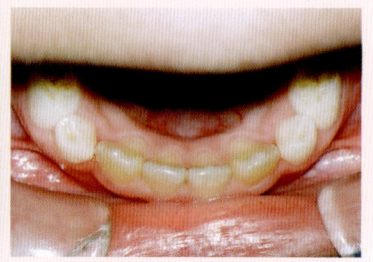

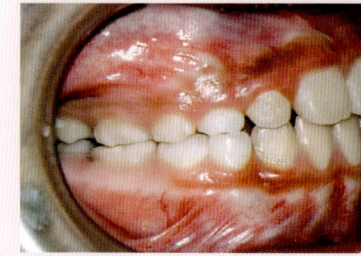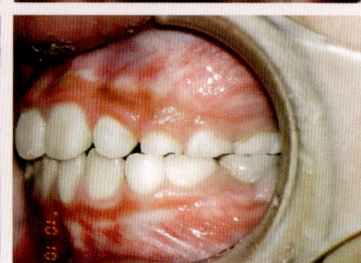

図⓯　2010年10月

　［Case 4］は、混合歯列前期に入った8歳1ヵ月の女児の例です（図⓫〜⓯）。

　下顎には右側側切歯分の叢生を発症させています（図⓫）。上顎左側中切歯は捻転しています。上顎右側中切歯はやや口蓋側に萌出し、交叉咬合になりそうです。左右側切歯の萌出スペースがありません。臼歯の咬合関係はややアングル2級傾向です。下顎前歯は明らかに叢生を発症させていますから、メカニカルな側方拡大処置を施術します。

　上顎にも前述したさまざまな問題があります。

　咬合が安定すると前歯部の被蓋が深くなります。

Case 5

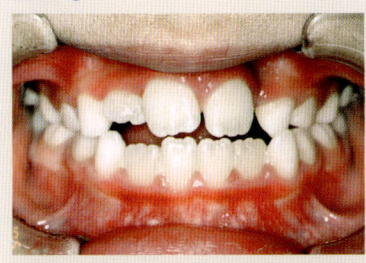

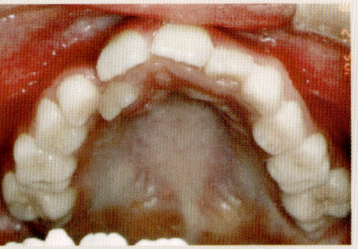

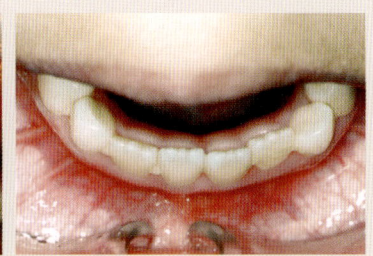

図⓰　7歳10ヵ月の混合歯列期前の女子。2005年12月、初診時

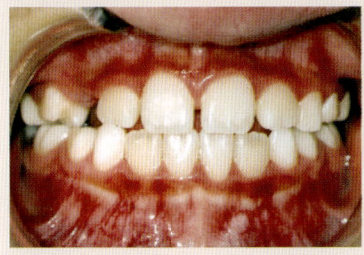

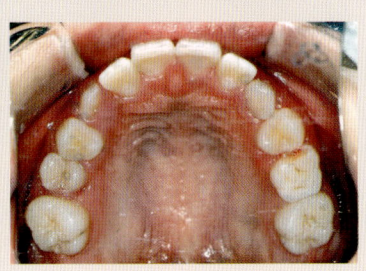

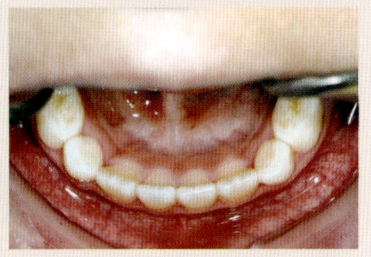

図⓱　2006年7月。動的処置は約1年だった

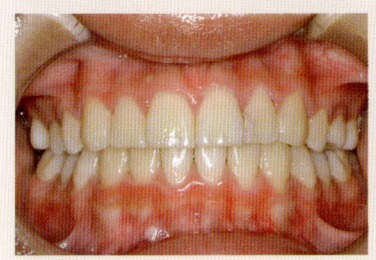

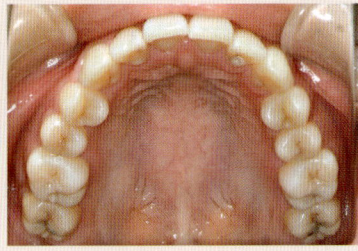

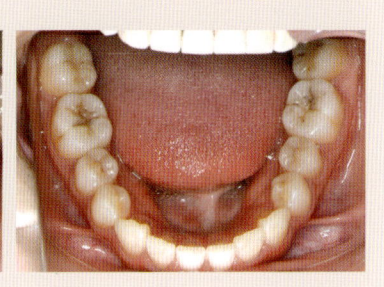

図⓲　2012年12月

　ここで大切な診査・診断事項は年齢です。患者さんは8歳1ヵ月です。いつまでに拡大を終了しなければいけないのかが、一番大切な問題です。通常は、女子は9歳半で犬歯が萌出します。犬歯の萌出まで1年半、それは治療可能な時間です。

　患者に説明するときに筆者が一番活用している症例は、拙著『GPのための矯正・床矯正のすすめ』（デンタルダイヤモンド社）HOW TO編の症例3（p.92）と症例6（p.107）です。ご参照ください。

　［CASE 5］は、叢生と開咬の例です（図⓰～⓲）。

　初診時、患者は7歳10ヵ月の女児で、混合歯列前期でした（図⓰）。動的期間は約1年間でした。ここまでは『GPのための矯正・床矯正のすすめ』に記載しています。図⓲は、7年後です。発育葉はしっかり咬耗しています。

　次頁に示す［Case 6］は、［Case 5］と同様な左側側切歯1歯分の交叉咬合です。

　患者は混合歯列の後期で、初診時は13歳9ヵ月でした。

　2007年9月にワイヤーを除去しましたが、動的期間に4年を要しました。

　［Case 5］は混合歯列前期だったので動的治療期間が約1年でした。装置はタンガードを付与した側方拡大装置と保定装置を兼ねた閉鎖型床装置の2装置を使用しました。

　混合歯列後期の［Case 6］では、上顎は床装置としては側方拡大装置が3装置、臼歯部の後方移動装置が2装置、ワイヤー処置を施術し、閉鎖型床装置を保定装置にしました。結果的に床装置が5装置、ワイヤー処置と保定装置の7装置が必要になりました。

　治療経過は紙面の関係上『GPのための矯正・床矯正のすすめ』を参照してください。

　［Case 5］と［Case 6］では見ための病態は同じであっても、治療期間も使用した装置

床矯正治療の5Essentials　35

Case 6

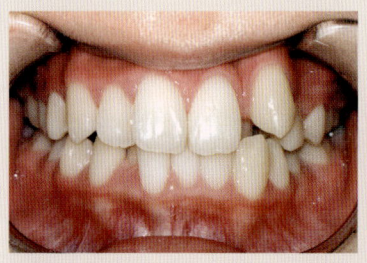

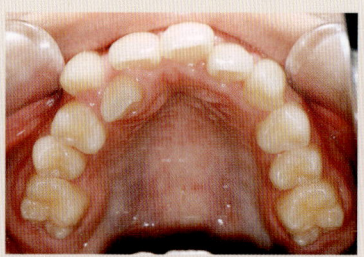

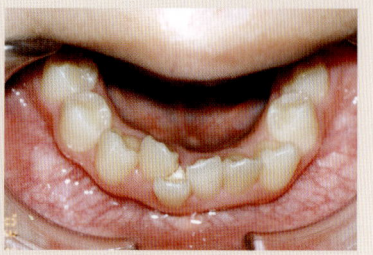

図⑳ 13歳9ヵ月、女子。2003年10月、初診時。病態は［Case 4］と同じだが……

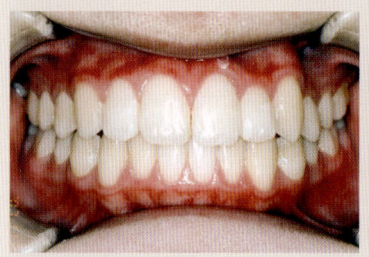

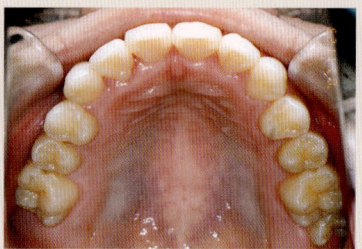

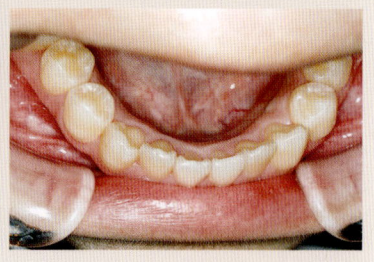

図㉑ 2007年11月

数もまったく異なったものになりました。

　［Case 5］の治療開始時期は混合歯列前期でした。側切歯の萌出は7歳頃ですから、萌出してまもなくの治療開始でした。［Case 6］の治療開始時期は混合歯列後期でした。側切歯の交叉咬合での萌出は、側方運動に対する側方運動への機能制限になります。それは咀嚼刺激が顎に対する発育刺激の減少となったと思います。

　［Case 6］では発育刺激の軽減により、拡大装置が3装置必要となりました。犬歯の萌出スペースがなく犬歯は前歯部の前方に萌出したために、後方移動が2装置必要になりました。また、犬歯の歯軸が同様な理由から遠心傾斜となり、これを改善するためにワイヤー処置が必要となりました。

　結論としては、［Case 5］のケースは犬歯萌出まで治療可能な期間があり、放置による病態悪化のない早期の混合歯列前期での治療開始でした。一方、［Case 6］は早期治療ではない、重篤な「ゲームオーバー」な時期での治療開始でした。床矯正治療の最大の診査事項は治療開始の歯列が混合歯列前期であるか、そして治療期間がどの程度あるかです。

＊

歯列不正も他の疾患と同様に早期治療が基本です。

　軽度の不正咬合な病態では、「様子を観察していてよいのか」「処置をすればよいのか」、どうしていいかわからないのが現状だと思います。軽度の不正咬合に対して保護者はわざわざ矯正専門医を受診するのではなく、身近なかかりつけ医である臨床医に相談をすると思います。疾患に対する処置は治すことを考えるより、まず、なぜ疾患が発症したのかという発症原因から解決することが基本です。

　基本的対処法は、叢生にした子どもたちの食育をはじめとした環境の改善です。発達できなかった顎をバイオロジカルに育成することです。

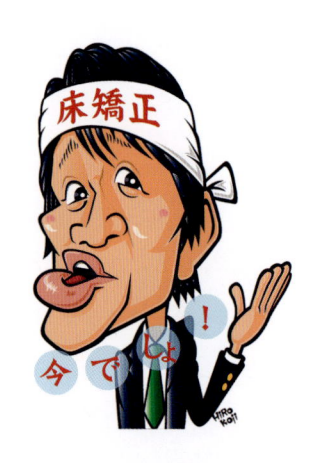

床矯正治療の Essential ⑤
患者主導の治療である

　「笛吹けど、踊らず」という言葉がありますが、歯科医師が処置内容を患者さんに指示しても、患者さんが実践しなければ治療は進行しません。

　床矯正治療は義歯床に類似した床装置を一定時間装着し、決められた日に決められた量だけネジを締める比較的単純な治療法です。この一見単純そうに見える処置には、単純ゆえの難しさがあります。

　「拡大の治療はいつ終わるんですか」と、母親から質問を受けます。「装置も入れず、ネジも回さなければ治療は終わりません。治療は加療ですから、治す方法を教えているだけです。お医者さんに通院しても、指示どおりに薬を飲まなければ病気が改善しないのと同じです」と、患者さんを突き放すだけではいけません。どうしたら患者さんが床矯正治療を導入するかを歯科医師はいろいろと考案、思案しなければなりません。

　成人のケースは子どもと異なり、治療をしたいという意識が高いのですが、子どもの場合は治そうとする意識より、母親に言われるままに来院するケースが多いと思われます。うまく治療が進まない子どもに、どう対応するかによって治療結果が異なります。

　床装置を装着して1ヵ月後の来院時に、歯科医師、歯科衛生士が子どもにどのように対応するかで、今後の子どもの治療に対する心構えが異なってきます。

　先生が治療の主役になってはいけません。「ネジは巻けているね。じゃあ次は来月に来てください」では治療としては最低です。

　「最初にあげたカレンダーは書いているかな？　装置を入れている時間とネジを回した時をチェックするカレンダーはしっかり書くんだよ」と確認します。

　ユニットに座ったら、即、「装置を外して」と言って、子どもの仕草を観察します。咄嗟に言われると普段の習慣が出ます。片手で装置を外している子どもや、唇側線を使って装置を外している子どもがいます。「片手で装置を外すとバネが壊れるよ。そうしたら修理しなくてはならなくなるでしょう。修理にはお金がかかるから、お小遣いが減っちゃうよ」と言ったところ、「私、お小遣いもらっていない」と答えた子どもがいました。お小遣いの話は失敗です。どう次の言葉を探そうか迷いました。小学生低学年はお小遣いをもらっていない子どもが多いのを忘れていました。そうだ……「お年玉からもらうことにしよう」。

　次に、「痛いところや、キツイところ、気持ちが悪いことはなかったですか？」と言葉をかけます。

　我慢する子が偉い子じゃないよ。私はこうなんだと、自分のことを相手に伝えることが大切だよ。相手には君のことを言わなければわからない。しっかり言える子が偉いんだ。歯医者さんだけではないよ。学校でも同じだよ」

　子どもたちにとって歯科医院は社会の一部です。子どもたちには歯科治療だけではなく、社会の一員としての発言も大切だと思います。子どもや大人の世界でもいじめの問題が大きく取り上げられていますが、いじめの問題も『心の中で我慢する、我慢しなければ』というちょっとしたきっかけから始まると考えます。

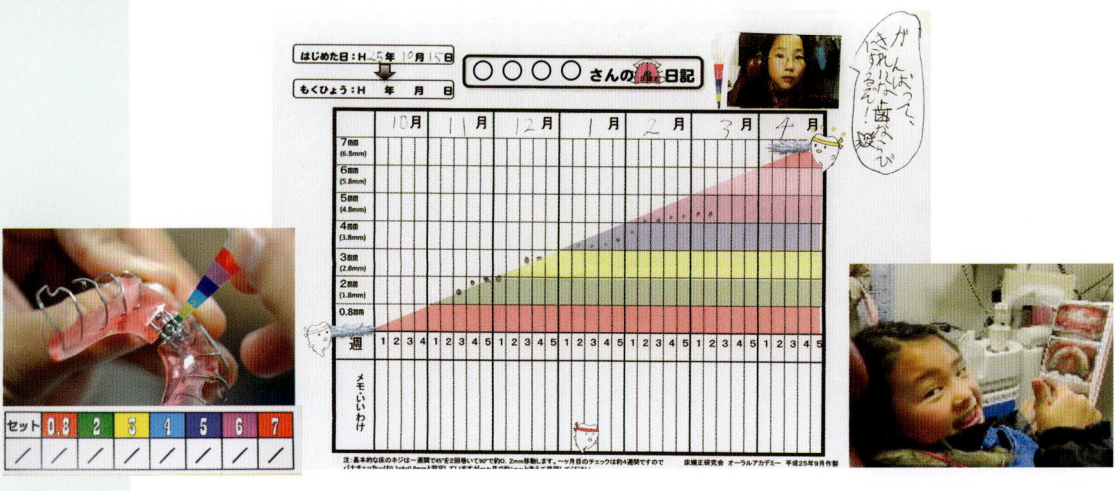

図❶ 治療の進行状態が確認できる魔法の杖と床矯正日記。「今日の治療はグー！」

　装置を使う際には、次のように指導していきます（**図❶**）。
「装置に隙間ができているかな？　隙間ができていればグーだよ。グーだったら親指でグーと返事して」と子どもに治療結果を判断させます。治療結果は過去との比較の積み重ねです。子どもがグーと親指を上げたなら……「装置を見せてごらん」と、装置を見せてもらいます。「グーじゃないか、すごいね、さすがお姉ちゃんだね。さすが小学3年生、1年生とは違うね」と、子どもに自信をつけさせることが大切です。子どもを治療の主役にしなければいけません。とくに反抗期に達した子どもには必要です。

　「どのくらい装置が広がったかな、魔法の杖を使って自分で調べてごらん」。魔法の杖とは三角形をした計測定規で、最初だけは装置装着後の来院を4週間と仮定して0.8mmに赤色、その後は1mmごとに緑、黄色と順番に色分けをしてあります。

　「赤色まで棒が入ったね。次は1ヵ月後だから何色まで魔法の棒が入るかな？」と次回の拡大目標を色で示すことにしています。子どもには、「1mm拡大、何回の拡大」と言っても、理解できません。治療は子どもの視線で進めましょう。

　「しっかりネジを巻けたから、床矯正日記をあげるね」と治療計画に基づいて目標を示した線グラフの用紙を手渡します。その際にポラロイドカメラでプリクラの写真を撮影し、日記の用紙とカルテに貼り付けます（**図❶**）。

　初診時にはいろいろなものを患者さんに手渡しますから、用紙を手渡すのは1ヵ月後が効果的です。プリクラを貼り付けることで床矯正日記は単なる用紙ではなく、自分の顔写真が貼ってあるオリジナルなものとなり、大切に取り扱うはずです。

　治療が進んだ子どもには、「こんなに装置が広がってすごいと思わないかい。君はすごいんだぞ」と励ますことを忘れてはいけません。

　なかなか治療が進まない子がいます。装置を入れる習慣ができていないからです。「学校に行くのは何時？」「8時！」、「学校から帰るのは？」「4時」、「だったら、学校から帰ったら装置を入れる習慣をつけよう。勉強しないでいい学校に入ろうとしても無理だよね」。装着時間の短い成人や高校生には、通勤・通学時間が長いのでその間を利用しましょう。

＊筆者が主幹を務める「床矯正研究会」の講演会で、岡崎好秀元岡山大学小児歯科講師は、子ども目線で、治療結果に対しては「さすがお兄ちゃん、お姉ちゃん」と、"さすが"という言葉を用いて、過去とを比較して今まで頑張った子どもを褒めることと、ボディーランゲージが大切であると、述べています。

図❷　パナリンク

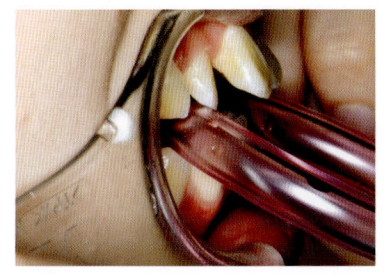

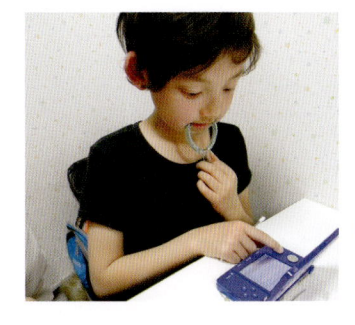

図❸　ゲームをしながらチューブで咀嚼訓練をしている

　床矯正治療は患者さんの不正咬合を治そうとする心構えと努力が必要です。患者さんの努力を引き出すことも治療の一環です。患者とのそれぞれのコミュニケーションを、先生とスタッフでオリジナリティーを考えましょう。

　床矯正治療の結果は患者さん次第です。患者さんとのやりとりを楽しむこと、創造することも臨床医の心得です。自分でどこまで頑張れたのかを確認してもらいましょう。

　治療結果は、理想ではなく結果と比較しましょう。うまくいっていればグッドです。

❖ 咀嚼訓練の誘導

　咀嚼訓練を誘導しましょう。食育としてバイオロジカルに改善されるか、器材を用いて（床矯正研究会では現在パナリンクというチューブを使用：図❷）咀嚼訓練を誘導します。

　チューブを使用しているときと、使用していないときとの側頭筋と咬筋の動きの差を母親と患者さん本人に実際に指で触ってもらい、「咬み方でこんなに筋肉の動きが違うんだ」と実感させることがショーだと思っています。歯科治療をショーに仕立てましょう。歯科治療の内容を体験化することで患者さんに治療内容に興味をもってもらうことが必要です。大切なのは、「訓練」ではなく、「誘導」であること。この違いを歯科医師は認識しなければなりません。

　「チューブを咬んでください」と指示・指導しても、まじめな子は別として実際はなかなか実施してくれません。どうしたら子どもが実行してくれるかが問題です。家庭教師の立場で考えてみましょう。楽しいことはいつまでも続けられます。チューブ訓練なんて決して楽しいものではありません。では、楽しくないことは楽しいことと同時にやればできるのではないでしょうか。子どもにとって楽しいときはいつでしょう。テレビでアニメを観ているとき、ゲームなどで遊んでいるときは楽しいときだと思います。母親に、「チューブはテレビの前に置いておいてください。ゲーム機と一緒でもいいです。テレビを観たい、ゲームで遊びたいならば、そのときにチューブの訓練をさせましょう（図❸）。お母さんの監督しだいですよ」と、"ながら訓練"を誘導します。

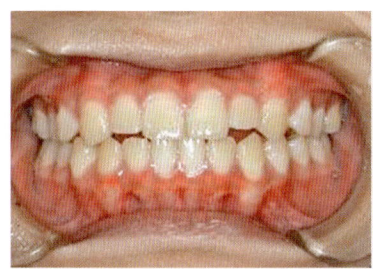

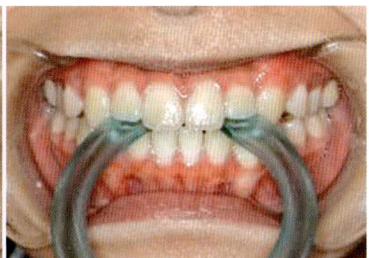

図❹　床矯正治療では、治療の途中、前歯部の被蓋関係が浅くなるのでチューブを用いて咬断運動をさせる

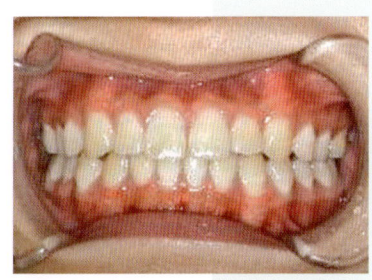

図❺　1年後

Trouble & Recovery
こんなときどうする？

治療の途中で、装置を外したいと言われた

　成人のケースで、もし、患者さんが途中で治療をやめたいと申し出たらどうしますか？
　患者は22歳11ヵ月の女性で、上下顎の叢生でした（図❶）。永久歯列でしたが、拡大装置を施術しました（図❷❸）。拡大開始から11ヵ月後に治療を中止したいとの希望があり、装置を外しました。咬合関係が治療により不安定になっても、装置を外すことで、歯列は咬合力等のストレス・外力に適した形態に変化します。このような治療経過は決して望ましいものではありませんが、治療を中止しても元の状態に戻るだけです（図❺）。咬合機能にも問題を生じていません（図❻❼：すべての症例でオクルーザーによる咬合機能の検査をしているが、紙面の関係上、他の症例は割愛）。

Case 1

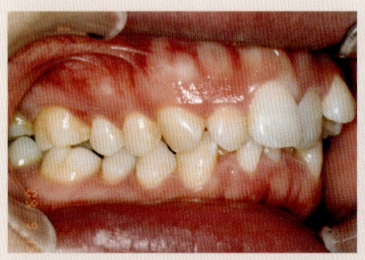

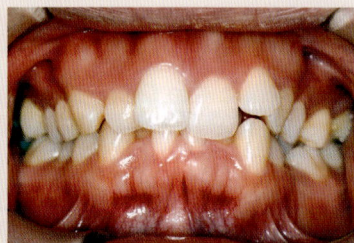

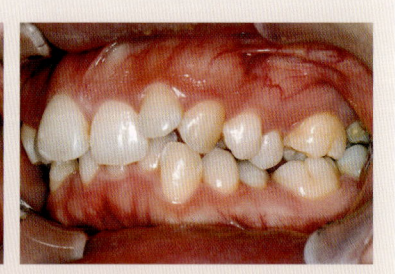

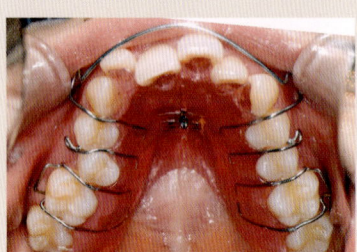

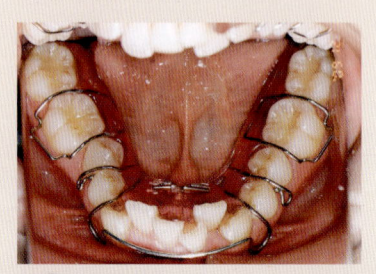

図❶　22歳11ヵ月、女性。2009年9月、初診時

図❷　2009年9月。拡大処置を施術　　図❸　2009年12月

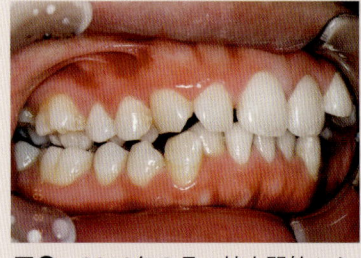

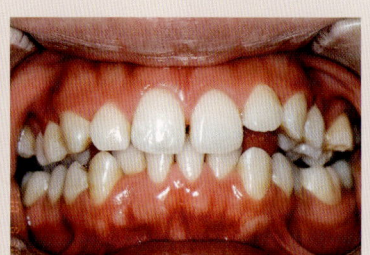

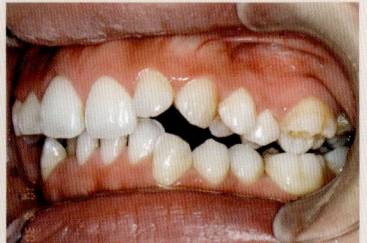

図❹　2010年8月。拡大開始から11ヵ月後、治療を中止したいと申し出があった。臼歯の咬合関係はばらばらであるが装置を外してもらった

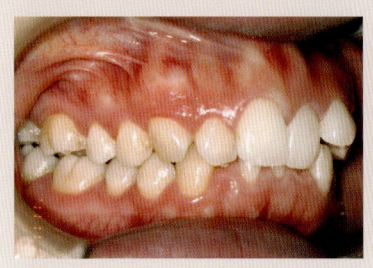

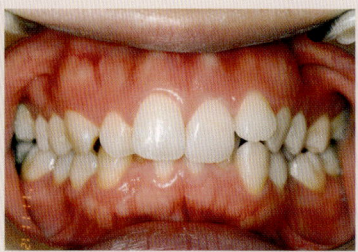

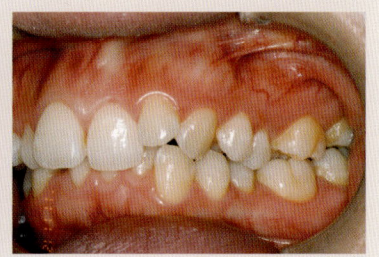

図❺　2011年11月。装置を外してから15ヵ月後。咬合関係は元に戻った

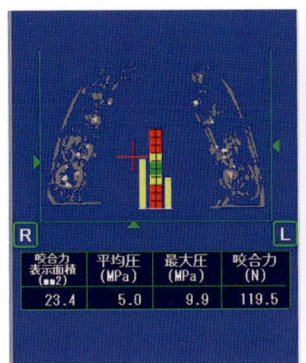

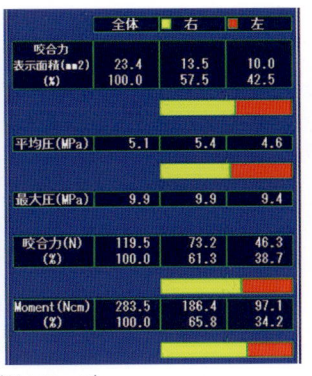

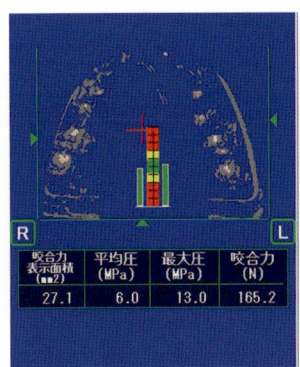

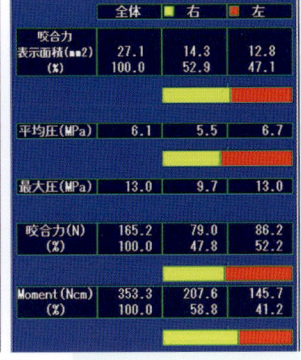

図❻　初診時：咬合力119N（約12kg/f）　　　　図❼　放置後：咬合力165N（約17kg/f）

反対咬合で床は前方に移動しているが、被蓋関係が改善されない

　反対咬合は、前歯部の被蓋関係が連続して3歯以上逆被蓋関係の病態を表現します。2歯までの前歯部の逆被蓋、臼歯部の逆被蓋関係は交叉咬合と表現します。反対咬合はアングル3級だけではなく、①骨格性の反対咬合、②歯性の反対咬合〔1）上顎前歯の内側萌出、2）下顎前歯の突出〕、③機能性の反対咬合、④複合型の反対咬合、があります。

　とくに機能性の反対咬合の有無を検査する必要があります。『可撤式矯正装置の臨床』[13]の序文では、Ⅲ級不正咬合に対しては以下のように記載されています。

　a）早期のときは、機能的矯正装置を使用する。
　b）晩期治療のときは固定式前帯環装置を使用する。

　反対咬合の初期治療には機能的矯正装置を使用することを基本としています。

　［Case 2］は、4歳6ヵ月の乳歯列期の女児です。基本的処置として、前歯部を床矯正装置によりメカニカルに1年で前方移動をしました（図❽❾）。

　［Case 3］は6歳1ヵ月の乳歯列期の男児で治療期間が2年9ヵ月もかかりました（図❿⓫）。床装置は前方に移動しているのに、被蓋関係は改善されません。2005年5月には前歯部の被蓋が深くなりました。反対咬合は歯性の反対咬合だけではありません。上顎前歯を機械的に5mm前方移動しても下顎体が5mm前方移動すれば、被蓋は改善されません。

[13] T.M.Graber.et.al, 中後忠男, 他訳：可撤式矯正装置の臨床. 医歯薬出版, 東京, 1984.

Case 2

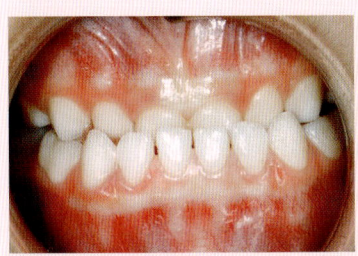

図❽　1996年9月 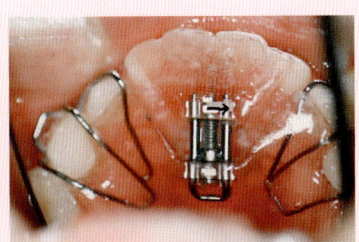 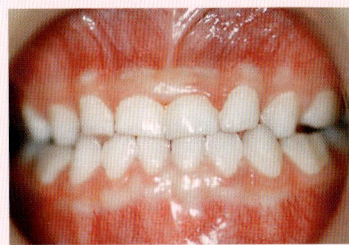　　　　　　　　　　　　　　　　　　　　図❾　1997年9月

Case 3

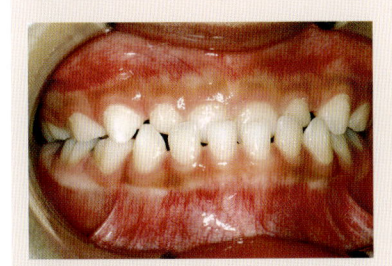

図❿　2001年10月 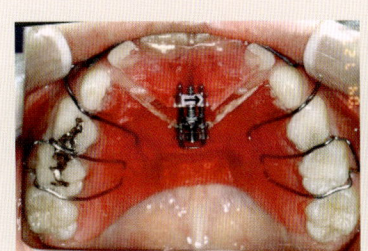　　　図⓫　2004年7月

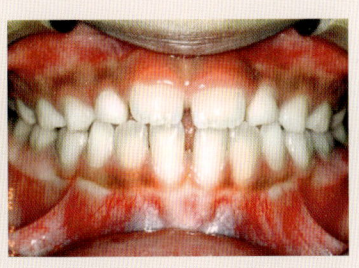

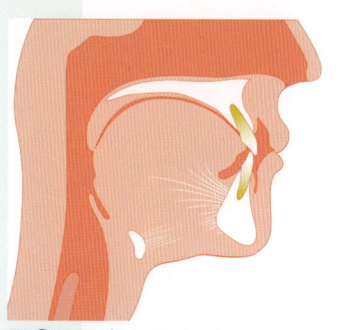

図⓬ 正常な舌のポスチャー（姿勢位）時の下顎体の状態 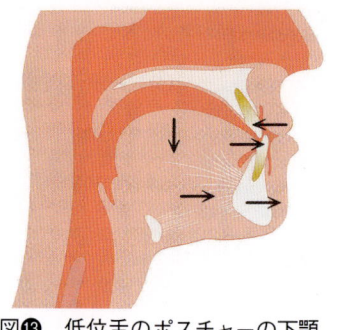　図⓭ 低位舌のポスチャーの下顎体の状態 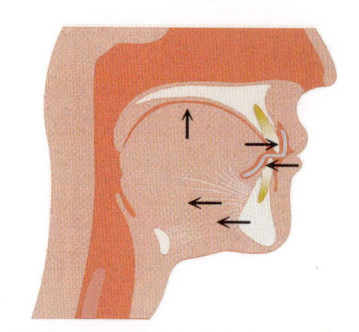　図⓮ 舌を挙上したときの下顎体の状態

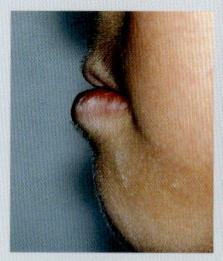

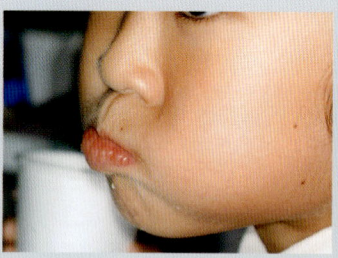

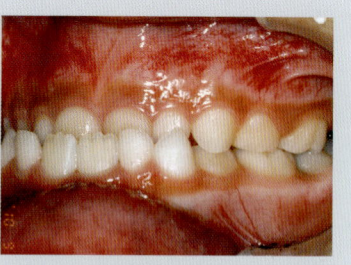

- うがい時に下顎体が突出している。下唇も突出していることから低位舌が疑われる

ポカンと口を開いている状態では、低位舌となっています。下唇が突出しているのでわかります（図）。前歯部の被蓋関係は正常でも、低位舌になると逆被蓋になります。下唇の突出が改善されたら、低位舌も改善したと考えられます。これらの悪習癖を改善しなければ混合歯列後期、永久歯列期でも反対咬合は再発します。

図⓯ ポカン口

　機能性反対咬合を忘れていました。反対咬合を歯列からのみ診査・診断をしていて、2001年時までは機能性反対咬合である下顎体が前方移動させる機能性の反対咬合を発現させるトリガーがあるかの診査・診断をしませんでした。

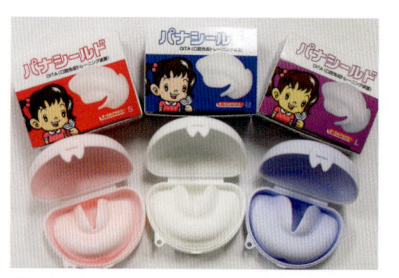

図⓰ パナシールド。S・M・L・Aの4種2型あり、選択できる

　機能性の反対咬合を発症させる原因を考えてみます。
①低位舌によりオトガイ舌筋が下顎体を前方に移動する。低位舌を挙上することで前歯部が改善されるかの診査が必要である。
②乳犬歯の早期接触による物理的要因と筋肉系の原因で下顎体が前方に移動する。
③口をいつも開けていると（ポカン口；p.9参照）、舌背は口蓋に接しておらず、低位舌になる（図⓯）。
④下唇が上唇より突出しているケースでは低位舌が疑われる。
　では、舌を挙上するにはどうしたらよいでしょうか？
　前歯部をカットした診断用パナシールドを装着して下顎が後退すれば低位舌があると診断できます。パナシールドはパワーゾーンと呼ばれる小臼歯部を主に噛めるように、前歯部に隙間のあるパナシールド・プラスの2種類があります。装着して、装着心地のよいものを使用します。パナシールドを装着して下顎が後退すれば、パナシールドは有効で、後退しなければ無効です。このケースの場合は低端位まで回復したので、使用することにしました。使用する場合は就寝時に用いますから、装着した寝姿の写真を次回までに持参してもらいます。持参しない場合は、装着していない可能性があります（図⓱）。

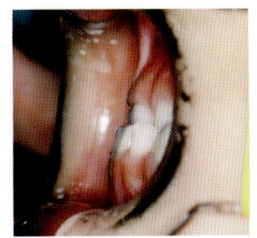

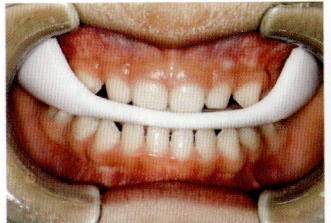

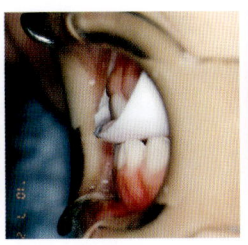

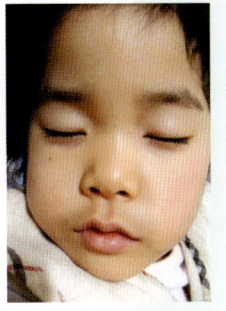

図⓰ 前歯部をカットした診断用パナシールドで舌を挙上する。装着した寝姿の写真を撮影してきてもらう

歯列が整ったが、顔貌が改善しない

［Case 4］は7歳0ヵ月の混合歯列前期に治療を開始した女児のケースです（図⓲）。動的な処置が終了して歯列が整いましたが、顔貌は改善されませんでした（図⓳）。2009年4月からパナシールドを装着して顔貌の改善を図りました（図⓴）。

筆者はタッチスティックも反対咬合の治療に活用しています。タッチスティックは前歯部の咬合関係を誘導する溝で正常位に誘導します。内側面にスプーンが付与されており、舌をスプーンに乗せ、舌背を口蓋に圧接する練習ができます（図㉑）。タッチスティックのプレートが傾斜するか否かで、下顎体が後退するかを検査できます。

前歯部の被蓋関係が改善されても顔貌が改善されない場合は、パナシールドを使用します。反対咬合は顔貌に関わる一生の問題です。早期治療が基本です。

Case 4

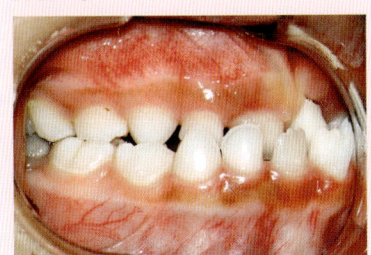

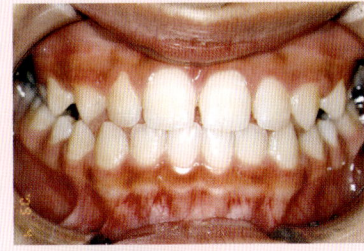

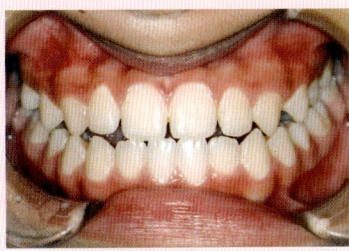

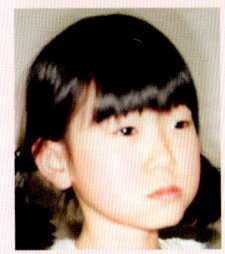

図⓲ 2004年2月。初診時の歯列と顔貌

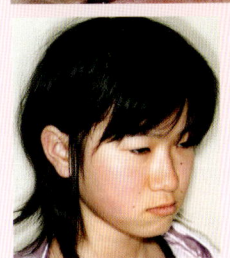

図⓳ 2009年4月。歯列は整ったが顔貌は改善されていない。オトガイ部に皺がある。いつもポカン口をしている証である

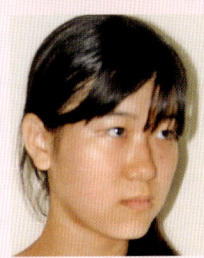

図⓴ 2010年8月。パナシールドにより舌のポスチャーを整えることで顔貌が改善された

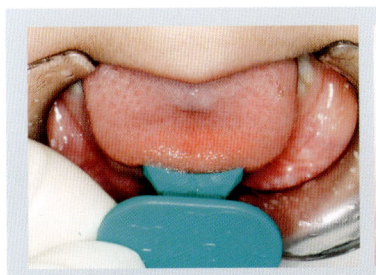

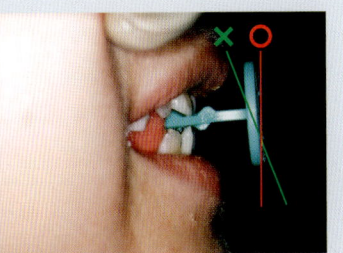

・タッチスティックのプレートが傾斜するか否かで、下顎体が後退するかを検査できる

図㉑ 反対咬合の治療に利用するタッチスティック

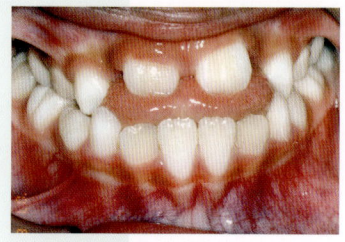

・前歯部から舌が突出している　・舌尖しか口蓋に接触していない
図㉒　嚥下時の診査

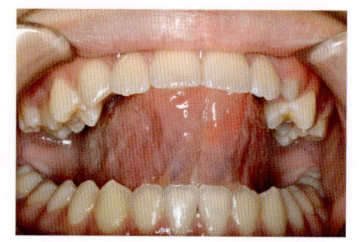

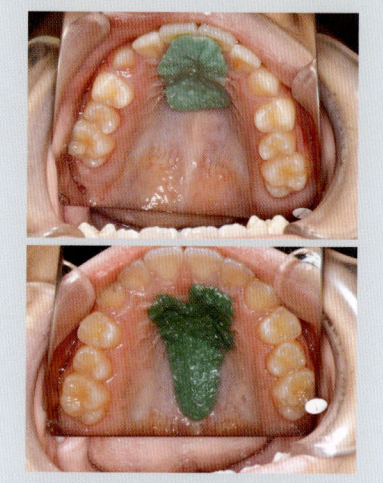

開咬

　開咬は悪習癖から発症しますから診査が大切です（図㉒）。まず、治すことより発症させた原因を探り出します。舌の運動と口唇・頬の圧力は萌出歯を正常な咬合に導きますが、指しゃぶりや、舌を突き出す嚥下様式による筋異常の圧力が加わると開咬が発症します。発症原因は、これらなのか、他にも原因があるのか、いつ習癖が発現するのかを診査すべきです。就寝時に舌が突出していないかの問診も大切です。

ガム塊が前歯部にあることは舌尖が前歯を押していることになるので、この状態を母親にみてもらいます。ガム塊の位置が舌運動の軌跡、塊の厚みが舌圧の状態です。「食べるたびにこの状態になっているんですよ」と説明します。

図㉓　ガムを用いた診査

　舌に起因する開咬のケースでは、嚥下時に舌が突出します。母親には、「舌の働きは、食塊を喉へ送り込むのが役目で、舌が前に出るのはおかしいんですよ。この舌の動きで開咬になったのです。この悪習癖を改善しなければ治りません」と話をします。嚥下の行為は、人によって個人差がありますが、1日の総嚥下回数は1,200～2,400回といわれています[13]。これだけの回数の外力が異常機能として歯に加われば、開咬が発現するのも当然です。

　嚥下時に前歯部から舌が突出するか、の診査が大切です。また、舌の動きを検査します。嚥下をしているときは、必ず舌背は口蓋に触れています。舌尖しか接触できていなければガムを噛ませ、ガム塊が口蓋に流れるように圧接されているか診査を行い、できていなければ、舌背を口蓋に触れる練習をガムを用いて行います（図㉓）。

13）磯村寿賀人：おもしろい歯のはなし60話. 大月書店, 東京, 2000.

下顎の後退と過蓋咬合の早期治療

　5歳5ヵ月の乳歯列期の男児が、咬むと上顎の歯肉に当たって痛い、と来院しました（図㉔）。第1大臼歯は萌出していないので、アングルの分類は適応されません。ターミナルプレーンは近心段階型です。犬歯の位置で診査・診断をします。左右上顎乳犬歯は下顎乳犬歯と第1乳臼歯の位置にあるのが正常で、本ケースは下顎乳犬歯の位置にあります。下顎体が後退したために上顎乳犬歯が下顎犬歯の位置に後退したのです。

Case 5

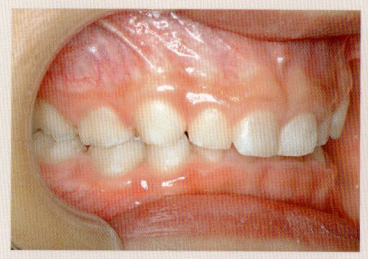

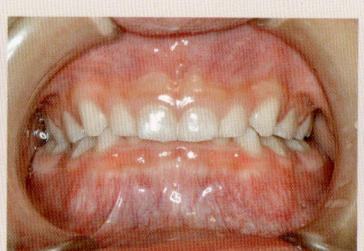

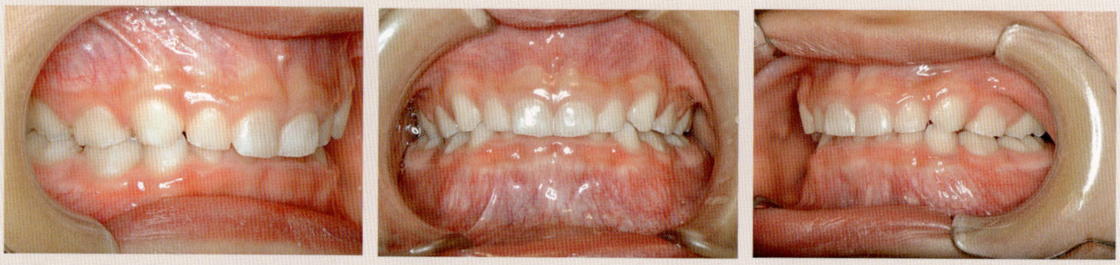

図㉔　下顎の後退と過蓋咬合の例。咬むと痛いと来院

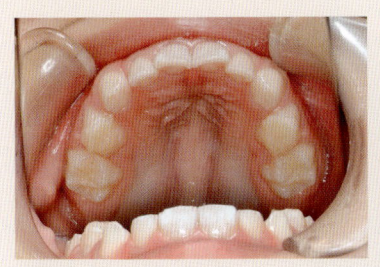

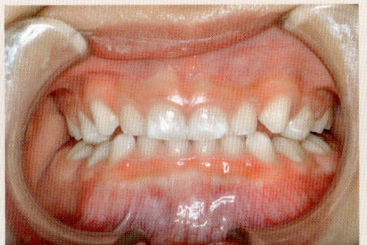

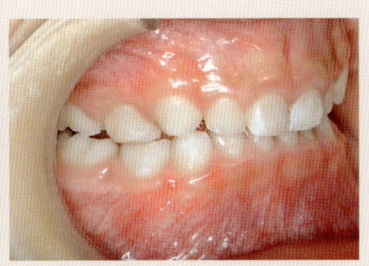

図㉕　下顎の前方移動によって顎位が挙上し、過蓋咬合が改善した

　下顎を前方に移動すれば、顎位が挙上して過蓋咬合も改善します（図㉕）。
　顎位を挙上するのに簡単な方法があります。A.M.Schwarzは上下顎第2乳臼歯に冠をかぶせる、「近心咬合冠（Vorbiss kronen）」を推奨しました。この装置ではⅡ級1類の歯列をⅠ級に変化をさせるように働くとあります。冠を挙上することで、下顎体を前方に移動して顎位を改善する方法です。臨床医は接着性レジンを日々、使用しています。これを利用しましょう。臨床からいろいろと治療法を考える楽しみがあります。
　下顎体を前方移動し、その顎位の状態で上顎左右第1乳臼歯の咬合面に接着性レジンを接着します。第2乳臼歯は顎位が変わりましたから咬合しない状態です。第2乳臼歯は対咬関係を求めて挺出し、新しい顎位が得られます。顎位を挙上するならばレジンの添加は処置しやすい下顎でもいいのでは？との疑問が生じます。上顎は不動の器官です。下顎は可動の器官です。上顎の不動の器官を基準にしたほうがよいのか、可動の器官を基準にすべきかの問題です。咀嚼は中枢系の反射運動です。反射運動は何かを基準として運動基準が決まるはずです。咀嚼機能は下顎のみが可動して、固定された上顎を基準として作動するので、上顎に新たな固定源を付与すべきだと考えています。
　この処置はいつまで可能なのでしょうか。乳歯列期ならば問題はありません。生体は混合歯列前期の時期が進み混合歯列後期になる準備をしています。その準備とは乳歯の歯根吸収です。歯根は歯の支持組織ですから、歯根吸収が進行したならば乳歯は圧下してしまいます。治療処置の時期が大切です。

人為的に発症した前歯・臼歯の開咬

　21歳11ヵ月の永久歯列期の女性です。左右側第2大臼歯しか咬合していませんでした（図㉖）。2年間アメリカ留学をしており、その間、歯ぎしり防止のために歯科医院で作製してもらったプレートを就寝時装着していました。プレートは第2大臼歯を覆っておらず、第2大臼歯以外の歯列は挺出したため、プレートを外すと開咬になりました。このことから、成人であっても装置を2年間就寝時に装着することにより臼歯は挺出することがわかりました。

Case 6

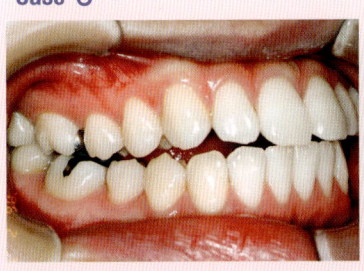

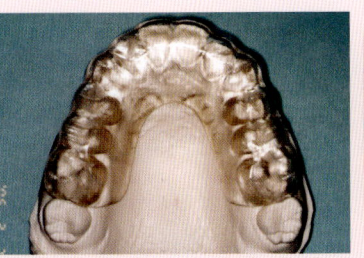

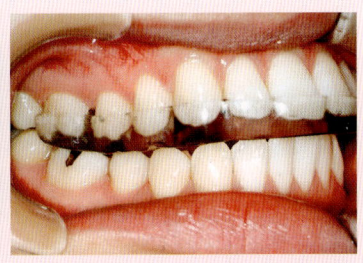

図㉖

COLUMN

上顎が出ているのか？ 下顎の後退か？

患者さんは臨床医とは違った考え方で歯列を見ています。側切歯の交叉咬合などで内側移動をしていると内側にある側切歯を基準にして中切歯が相対的に出て見えるので、出っ歯だと思い込んでいる患者さんがいますが、アングル2級ならば下顎の後退です。

また、前歯部の咬合関係が正常であっても、上顎の歯槽突起の発育不全により歯冠部が前方に傾斜していることで出っ歯と思い込んでいる患者さんがいます。患者さんが混合歯列後期に入り第二次成長がどの程度進んでいるかの診査・診断が必要です。顎の歯槽突起の育成できる治療期間がどの程度残されているかが問題です。成長がほぼ完成するのは女子で14歳、男子で17歳が目安で、上顎骨の育成は女子ではとくに年齢的制約があります。

アングル2級の下顎の後退は顔貌を悪くします。

患者さんは下顎の後退の意味をよく理解していませんので、アングル2級の患者さんには、現在の顔写真とアングル1級にした顔写真を撮影し、顔の変化を比較します（図❶）。いまはデジカメですぐプリントアウトできますので、2枚の写真を見せて「どっちの顔がかわいい？」と、患者さんとお母さんに判断してもらいます。100パーセント、アングル1級の顔写真がいいと選択します。「そうこれから始める治療は歯だけではなく、かわいい顔になるための治療だよ」と説明します。

アングル2級には上顎は正常で下顎体が後退したⅠ類と、上下顎ともに後退したⅡ類のケースがあります。Ⅱ類のケースの患者は一度Ⅰ類にしてから下顎体を前方誘導しますから、上顎前歯部の前方移動処置が必要になります。このとき患者さんは必ずといってよいほど「前歯を出したら出っ歯になりませんか」と質問されます。1級の状態にした写真を見せて男子だったら、「前歯を出したほうがかっこいい顔になるでしょう」と説明すれば、前歯部の前方移動処置を納得してもらえます。

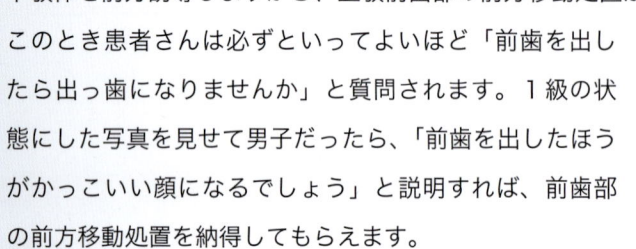

アングル2級Ⅱ類の子どもは過蓋咬合を併発しているケースが多いです。過蓋咬合の子どもは口腔内が狭窄しているために滑舌が悪く、舌足らずで発音が不鮮明なことがよくあります。母親と来院すると子どもが話す機会が少ないので、「舌足らずのしゃべり方をしていませんか」と、母親に問診で尋ねましょう。

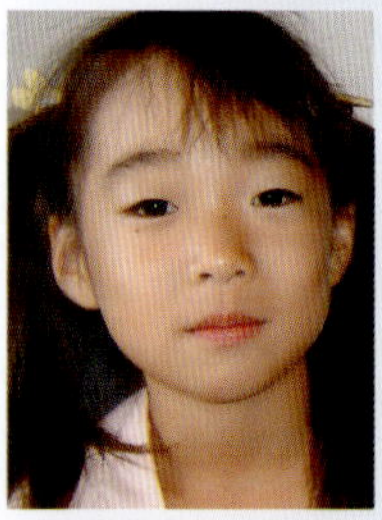

▪6歳時

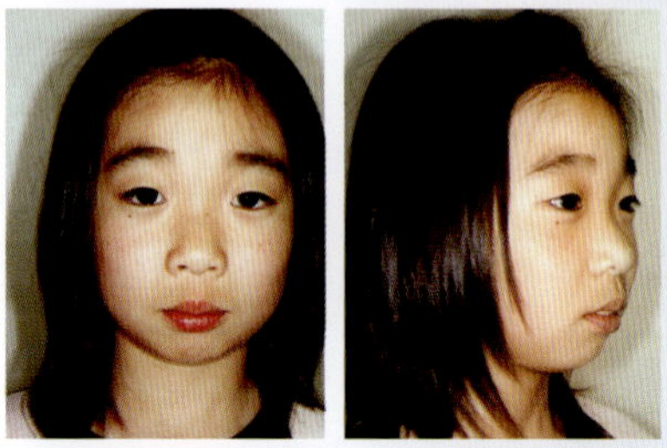

▪初診時8歳（アングル2級）

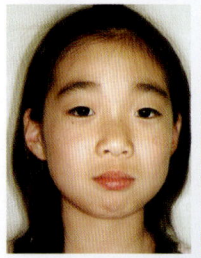

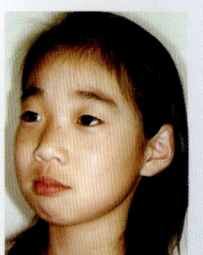

▪アングル1級の顎位にした顔貌
図❶ 顔貌の比較

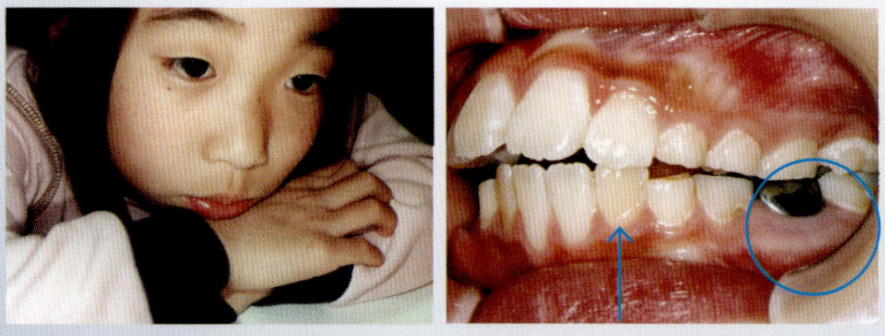

図❷ 下顎が後退した原因を探ることが大切

▪左側側切歯に下顎前歯が当たって、下顎体が後退している。「靴の原理」である（p.12 Case 3参照）。側切歯の萌出前と現在との顔貌を比較する鑑別診断が大切である

EPILOGUE

エピローグ

　野球選手のイチローが2013年に4,000本安打を達成したときに、「4,000のヒットを打つには、僕の数字でいうと8,000回以上は悔しい思いをしてきているんですよね。誇れることがあるとすると、それに自分なりに向き合ってきたことじゃないかと思います」と、コメントしていました。1つの成功の陰には2つの悔しい思いを世界のイチローは感じています。

　2014年、本書を発刊する時点で、約9,500症例に達しました。症例を重ねるたびに「なぜ思いどおりにはならないんだろう」とイチロー以上の悔しい思いをしてきました。失敗したなら、「なぜ、失敗をしたのだろうか」と考えるべきです。逃げるのではなく、原因を考え、原因を解決すれば、次回からは失敗しません。「失敗をした原因を考えること」が、「心の勲章」なのです。治療の失敗を恐れてはいけません。

　生体の記録写真を重ねていくうちに、生体のバイオロジカルな反応には驚かされました。正しい機能を得た生体こそが名医です。とても人の及ぶところではありません。無理に歯を移動しても、生体が拒否すれば、歯は元に戻ります。発症原因を改善すればすべての疾患と同様に、歯列はバイオロジカルに改善されます。軽度の病態を放置して重篤な病態に移行すれば当然処置内容は複雑になり、本来の矯正専門医の世界となります。歯列だけを診るのではなく、顔貌を含めた機能の改善、免疫の向上が矯正治療の神髄だと思います。「どうしたら美人さんにできるか」を楽しみとして診療をしています。

　床矯正治療は、歯科医師だけによる治療ではありません。治療進行は患者さんの努力次第ということも臨床を重ねることで知りました。

　早期治療ならば床矯正を処置すれば臨床医にも十分対応できます。

　23,000年前まではネアンデルタール人は我々ホモサピエンスと欧州で共存し、ネアンデルタール人もホモサピエンスもともに祖先からの知恵と石器などの道具を使っていました。しかし、ネアンデルタール人は絶滅してしまいました。氷河期が終わり環境も変わり、ネアンデルタール人は、環境に適応できなかったのです。ホモサピエンスは環境の変化に適応した知恵と道具に順応させて、現在も地球上で繁栄を続けています。私ども臨床医はネアンデルタール人の道を選ぶのでしょうか、それともホモサピエンスの道を探し出せるのでしょうか。

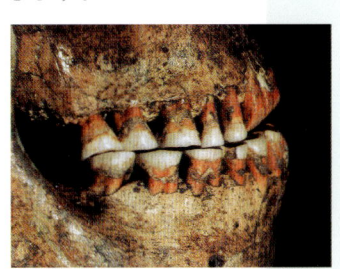

▪ネアンデルタール人は第3大臼歯の萌出スペースと臼歯後隙がある。オトガイは未発達で、オトガイ孔はヒトと異なり第1大臼歯の位置にある

　元トヨタ自動車の副社長渡辺捷昭氏は、「強いものが勝つのではなく、世の中に順応したものが勝つ」と述べています。筆者は、東京の私鉄沿線で開業する一歯科医院で20年ほどの間に約9,500名の患者さんを治療させていただけたのは、床矯正治療が社会に順応した治療方法だったからだと思います。2000年に床矯正治療を基本とした床矯正研究会を設立し、現在の会員数は1,500名を超えました。10年後、20年後の床矯正治療法がさらに臨床医に広まり、大学での研究が進むことを望んでおります。

2014年3月

鈴木設矢

■ PROFILE

鈴木設矢（すずき せつや）
● 鈴木歯科医院院長／床矯正研究会主幹

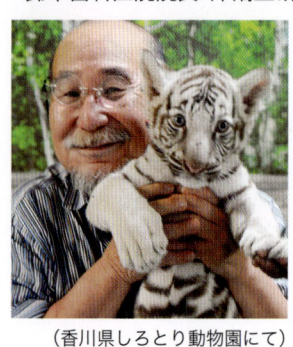

1974年	日本歯科大学歯学部卒業
1978年	日本歯科大学大学院歯科保存学終了
1979年	東京都中野区にて開業
1996年	ICD国際歯科学士会会員
1997年	日本歯科大学歯周病学教室非常勤講師
2000年	床矯正研究会設立
2001年	日本歯科用Nd;YAGレーザー学会理事
2012年	ICD国際歯科学士会常任理事

（香川県しろとり動物園にて）

【著書、論文】

『21世紀の小児期の咬合にどう対応するか（共著）』第一歯科出版　歯科医療, 1997.
『よりよい咬合を求めて（共著）』第一歯科出版　歯科医療, 1998.
『フェーシャルオーソペディックとしての床矯正と筋機能訓練』国際歯科学士会雑誌, 1998.
『安定した機能と咬合を求めて』GCサークル86号, 1998.
『先生、歯を抜かないで』デンタルダイヤモンド　2000年7月号.
『抜かない歯医者さんの矯正の話―2000症例から語る』弘文堂, 2001.
『安定した機能と咬合を求めて Part 2―Machanicalな処置とBiologicalな機構改善―』
　ジーシー GCサークル97号, 2001.
『バイオブロック・セラピー― 自然成長誘導法 ―（共著）』学建書院, 2001.
『自家製調整液とプラズマライトを用いた歯の漂白法（共著）』デンタルダイヤモンド, 2001年7月号.
『歯周疾患と矯正治療 ― なぜ矯正治療が必要なのか？―（共著）』歯医者さんの待合室, クインテッセンス出版, 2002.
『床矯正・矯正治療の手引き』弘文堂, 2002.
『中高年からのしあわせライフ いまからはじめる口腔ケア（共著）』学建書院, 2007.
『臨床医のための床矯正・矯正治療　基礎編／症例編』弘文堂, 2007.
『GPのための床矯正・矯正のすすめ』デンタルダイヤモンド社, 2008.
『臨床医における《保存的》床矯正・矯正の活用①～⑥』デンタルダイヤモンド, 2009年, 7～12月号.
『臨床医における《保存的》床矯正・矯正の活用 症例編①～⑥』デンタルダイヤモンド, 2010年, 4～9月号.
『GPのための床矯正・矯正のすすめ　活用編』デンタルダイヤモンド社, 2012.
『よくかむ日曜日ごはん vol. 1』オーラルアカデミー, 2010.
『よくかむ日曜日ごはん vol. 2』オーラルアカデミー, 2012.
『臨床医のための床矯正・矯正治療　反対咬合編』弘文堂, 2012.

月刊　鈴木設矢　床矯正治療の5 Essentials

発行日	2014年5月1日　第1版第1刷
著　者	鈴木設矢
発行人	湯山幸寿
発行所	株式会社デンタルダイヤモンド社
	〒101-0054
	東京都千代田区神田錦町1-14-13　錦町デンタルビル
	TEL 03-3219-2571（代）
	http://www.dental-diamond.co.jp/
	振替口座　00160-3-10768
印刷所	共立印刷株式会社

ⓒSetsuya SUZUKI, 2014
落丁、乱丁本はお取り替えいたします。

● 本書の複製権・翻訳権・上映権・譲渡権・公衆送信権（送信可能化権を含む）は、㈱デンタルダイヤモンド社が保有します。
● JCOPY〈(社)出版者著作権管理機構　委託出版物〉
本書の無断複写は著作権法上での例外を除き禁じられています。複写される場合は、そのつど事前に㈳出版者著作権管理機構（電話：03-3513-6969、FAX：03-3513-6979、e-mail：info@jcopy.or.jp）の許諾を得てください。